后脱贫时代
医疗保障制度
防返贫研究

冯海芳 著

企业管理出版社
ENTERPRISE MANAGEMENT PUBLISHING HOUSE

图书在版编目（CIP）数据

后脱贫时代医疗保障制度防返贫研究 / 冯海芳著 . 北京 : 企业管理出版社 , 2025. 4. -- ISBN 978-7-5164-3267-9

Ⅰ. R199.2

中国国家版本馆 CIP 数据核字第 2025QX2256 号

书　　名：后脱贫时代医疗保障制度防返贫研究
书　　号：ISBN 978-7-5164-3267-9
作　　者：冯海芳
责任编辑：耳海燕
出版发行：企业管理出版社
经　　销：新华书店
地　　址：北京市海淀区紫竹院南路 17 号　　邮　　编：100048
网　　址：http：//www.emph.cn　　电子信箱：94204224@qq.com
电　　话：编辑部（010）68416775　　发行部（010）68417763　（010）68414644
印　　刷：北京亿友数字印刷有限公司
版　　次：2025 年 4 月第 1 版
印　　次：2025 年 4 月第 1 次印刷
开　　本：710mm × 1000mm　1/16
印　　张：12.5
字　　数：141 千字
定　　价：78.00 元

前　言

医疗保障制度的建立是经济社会发展进步的产物。医疗保障是减轻群众就医负担、增进民生福祉、维护社会和谐稳定的重大制度安排。我国基本医疗保障制度的建立和持续推进，坚持促进公平，筑牢底线，强化制度公平，逐步缩小待遇差距，增强对贫困群众基础性、兜底性保障。其中基本医疗保险制度包括城镇职工基本医疗保险（简称职工医保）和城乡居民基本医疗保险（简称居民医保）两种类型。我国实现了超大规模人口的基本医疗保险参保覆盖，其中全国纳入监测范围的农村低收入人口参保率稳定在99%以上，并建立了基本医疗保险、大病保险、医疗救助“三重”医疗保障网，极大化解了因病致贫和因病返贫风险。

在后脱贫时代，实践和有关理论研究表明，在贫困人口中，因病致贫返贫是较为突出的因素。在应对因病致贫返贫问题国家实施的一系列综合性策略中，医疗保障仍是发挥重要作用的制度工具。党的十九届四中全会提出：“强化提高人民健康水平的制度保障。坚持关注生命全周期、健康全过程，完善国民健康政策，让广大人民群众享有公平可及、系统连续的健康服务。深化医药卫生体制改革，健全基本医疗卫生制度，提高公共卫生服务、医疗服务、医疗保障、药品供应保障水平。加快现代医院管理制度改革。坚持以基层为重点、预防为主、防治结合、中西医并重。加强公共卫生防疫和重大传染病防控，健全重特大疾病医疗保险和救助制度。”党的二十大报告中提出：“促进多层次医疗保障有序衔接，完善大病保险和医疗救助制度。”在后脱贫时代，需要研判因病返贫风险、识别返贫防治工作对医疗保障的需求和应然目标、调整医疗保障防返贫政策、构建医疗保障防返贫的长效机制。正是基于这一认识，本书以后脱贫时代医疗保障制度防返贫为主题，就上述有关问题开展研究。

全书共分为六个部分，各章主要研究内容和主要观点如下。

第一章是“绪论”。主要介绍和分析本书研究背景、国内外研究现状及简要评价、研究问题、研究的相关概念与理论基础、研究内容与思路等。

第二章是“后脱贫时代医疗保障防返贫的需求与目标”。本章试图为后脱贫时代国家医疗保障制度防返贫研究提供分析基础。主要内容包括：基于贫困新内涵的反贫困战略布局调整方向、因病返贫风险认知变迁与当前因病返贫风险研判、现阶段返贫防治工作对医疗保障的需求、现阶段医疗保障防返贫实践的应然目标。

第三章是“我国医疗保障防返贫政策分析”。本章分析了后脱贫时代我国医疗保障防返贫政策。一是以脱贫攻坚期与衔接乡村振兴过渡期中央和省级层面医疗保障扶贫政策作为研究对象，构建“政策目标－政策工具－政策主体协同”分析框架；二是运用 NVivo12 Plus 软件对政策文本进行编码和量化分析。

第四章是“河北省医疗保障防返贫的案例分析”。本章分析了后脱贫时代我国医疗保障防返贫的地方实践。主要内容包括：我国各省实践探索情况、河北省医疗保障防返贫实践创新、河北省廊坊市霸州市医疗保障防返贫的案例分析。

第五章是“政策变迁视角下医疗保障防返贫现状的原因分析”。本章基于政策变迁视角分析了后脱贫时代我国医疗保障防返贫现状的原因。主要内容与观点包括：一是间断平衡，现阶段尚处于医疗保障扶贫政策变迁的平衡期；二是路径依赖，现阶段对前阶段医疗保障扶贫工作依赖性较强；三是多源流理解，医疗保障防返贫制度变迁的机会之窗尚未打开；四是医疗保障水平影响防返贫作用发挥。

第六章是“医疗保障防返贫长效机制的构建”。本章研究构建了后脱贫时代我国医疗保障防返贫的长效机制。主要内容包括：一是医疗保障防返贫长效机制的目标和基本原则；二是医疗保障防返贫长效机制构建的理论逻辑；三是对医疗保障防返贫长效机制建立精准识别机制、完善制度供给机制、健全服务管理机制、建立稳定可持续的医疗保障扶贫筹资机制、构建多元主体的协同机制。

本书是2020年河北省社会科学基金项目“后脱贫时期河北省医疗保障制度防返贫的长效机制研究”（项目编号：HB20GL019）的研究成果。河北经贸大学公共管理学院王晓、宋佳、段志永参与了本项目资料搜集和书稿初稿的撰稿工作，河北经贸大学社会治理研究所叶金国参与了本项目调研和研究报告初稿的撰稿工作，贵州财经大学谢春蕾参与了本项目资料搜集工作，他们均为本书的出版做出了贡献。

由于作者水平有限，书中难免有疏漏之处，敬请读者批评指正。

目 录

第一章

绪　论

第一节　研究背景

一、后脱贫时代医疗保障仍然是脱贫人口基本需求的一部分

2020年年底，中国脱贫攻坚战取得了全面胜利，区域性整体贫困得到解决，完成了消除绝对贫困的艰巨任务。然而，解决绝对贫困问题并不是扶贫任务的终点，而是新生活、新奋斗的起点。持续巩固拓展脱贫攻坚成果，扎实推进乡村全面振兴，扎实推动共同富裕，是我们不断奋进的方向。医疗保障制度作为社会保障体系的重要组成部分，对人民群众发挥着良好的经济保障效应和健康维护效应。随着医疗保障制度的深化改革和持续完善，医疗保障水平有明显提升，对家庭产生的福利效应不断增加。我国的医疗保障制度促进了经济发展、发挥了收入再分配功

能、产生了健康效应、减少了因病致贫返贫、兜住了健康底线[1]。

医疗保障具有促进经济发展的功能。首先，医疗保障制度分担了个体的医疗负担，增加了个体或家庭的可支配收入，释放了消费需求，可以更好地拉动需求型消费。其次，医疗保险（简称医保）下调缴费费率，降低了企业费用、成本，稳定了就业。2024 年 3 月，城镇职工基本医疗保险单位缴费降低 1%，下降到 9%。在惠州市，灵活就业人员医保缴费费率执行标准与职工缴费标准有所区别，如职工缴费比例是 5.6%，灵活就业人员单位缴费比例为 5.1%，单建统筹 / 原住院职工和灵活就业人员的缴费比例也有所不同[2]。一定程度上减少部分医保的缴费费用可以减轻企业负担，同时创造市场活力。

医疗保障具有增进居民健康的功能。“十四五”规划和《“健康中国 2030”规划纲要》中都提出要全面推进健康中国建设，把人民的健康摆在优先发展的战略地位上。健康是人得以有效发挥自身能力的根本要素，对健康的投入是对人力资本的一种投资。首先，伴随着城乡医保统筹制度的建立，医保价格谈判也随之开展，医保价格谈判不仅降低了医保药品目录中的药品价格，也将更有疗效的药品纳入目录中，能够充分满足患者的用药需求，提升人民的健康水平。医保统筹政策实施后自评健康水平明显改善[3]，同时，更高层次统筹引导了居民医疗服务的利用，促进了健康状况的改善[4][5]。现阶段，医疗保障的功能不仅仅局限于事后报销患者的医疗费用，更逐渐向事前的预防保健功能转型，基层医疗机构还将体检纳入医保的报销范围之中，加强了身体健康水平检查和管理，防止小病拖成大病。其次，医疗保障的健康绩效体现在促进医疗资源利用的再分配和收入的再分配上。

共同富裕是中国特色社会主义的本质要求。医疗保障可以防范和化解重大疾病风险，减轻患者医疗负担，是降低贫困发生概率的重要保障制度。2024 年发布的《关于推进健康乡村建设的指导意见》指出，加强重点人群健康服务，普及乡村健康生活方式，防止规模性因病返贫致贫。医疗保障体系的不断完善提升了农村贫困人口的医疗保障水平，实现了农村贫困人口基本医疗有保障的目标，长期困扰农村贫困人口的看病难、看病贵的问题也得到缓解。

二、后脱贫时代医疗保障开始向常态化转型

医疗保障制度作为我国一项常态化的民生保障工程，在经历了经济持续快速发展、脱贫攻坚战取得全面胜利之后，仍然需要发挥好互助共济的保障功能。我国已全面完成脱贫攻坚任务，如今正聚焦巩固拓展脱贫攻坚成果，扎实推进与乡村振兴有效衔接，这一过程同样面临诸多挑战。贫困问题是全世界的长期难题，在不同地区、不同经济发展水平、不同自然地理环境等条件下贫困有不同的表现形态。脱贫攻坚战取得全面胜利后，相对贫困问题仍然存在。2015 年，5575 万贫困人口中 2458 万人口是因病致贫，因病致贫比例高达 44.1%。2016 年，4335 万贫困人口中因病致贫人数为 1846.7 万，因病致贫人数占比 42.6%[6]。因此，医疗保障制度是关乎人民群众健康和幸福的常态化民生工程，是维护社会稳定和谐的压舱石，在保障和改善民生健康中起到了重要作用。完善医疗保障制度、健全多层次医疗保障体系是我国政府的重要职责，也是提高人民福祉的重要措施。

1998年，我国城镇职工基本医疗保险制度建立。2003年，我国建立新型农村合作医疗制度。2007年，发布《关于开展城乡居民基本医疗保险试点的指导意见》。2016年，城乡医保统筹政策正式落地生根。医疗保障制度已成为居民维护自身健康、提高生活质量的重要保障。现阶段，医疗保障的普惠性在各个方面凸显。国家医疗保障局（简称国家医保局）统计数据显示，截至2020年年底，我国基本医疗保险参保人数达到13.6亿人，参保率稳定在95%以上。可以说，我国已经建立起了世界上规模最大、覆盖全民的基本医疗保障网，对患者的医疗负担、医疗服务利用率以及居民的身体健康都起到一定的促进作用。不仅如此，我国的医疗资源还在不断扩容。截至2021年年底，我国医疗机构已经达到103.1万家，三甲医院3275家。现阶段的医疗保障制度能够肩负起解除全体人民医疗后顾之忧和提高人民身体健康素质的重要使命，事实上成为扎实推进共同富裕的基本性的制度之一[7]。2020年6月，《国家医保局　财政部　国家税务总局关于做好2020年城乡居民基本医疗保障工作的通知》（医保发〔2020〕24号）发布，指出要全力打赢医疗保障脱贫攻坚战，巩固医保脱贫攻坚成效，研究医保脱贫攻坚接续工作。这也说明了城乡居民基本医疗保障在脱贫攻坚中的重要作用。同时，在新时代的背景下，城乡居民基本医疗保障需继续发挥防返贫作用，做好医疗保障脱贫后续的持续性工作。随着医疗保障制度的不断完善和发展，既释放了医疗保障收入再分配的功能，同时还发挥了公益慈善等第三次分配的调节作用，优化医疗保障待遇，改善收入格局，巩固拓展脱贫攻坚成果、构建反贫困长效机制。

我们要通过科学合理的制度安排，扎实推进共同富裕，向着全面建设社会主义现代化国家的目标勇毅前行。人民健康是中国式现代化的重要指标之一，是人民群众共同的追求目标。医疗保障制度作为后脱贫时代常态化的制度保障，是保障人民生命健康安全的重要制度安排，不但提升了公共卫生安全韧性，在一定程度上也是居民生活幸福的源泉，后脱贫时代医疗保障需向常态化转型，为实现共同富裕提供坚实的制度保障。

三、贫困家庭医疗保障的财务可承受性依然面临挑战

我国医疗保障制度在保障居民获得基础医疗服务、缓解因病致贫等方面取得了举世瞩目的成绩，但是对于贫困家庭来说，其医疗保障财务可承受性依然面临挑战。

首先，医疗控费效果有待进一步加强。随着医疗保障的制度不断完善，报销比例有所提高，报销范围有所扩大，卫生服务可及性有所改善。但是与之而来的是供给方过度医疗的问题。国家设置“三定原则”旨在控制总体医疗费用和目录外费用，让患者以合理医疗支出减轻疾病负担。但一定程度上仍存在贫困和低收入家庭患者自付医疗占比较高的问题。

第二，医保基金面临压力且存在区域差异。医疗保障关系人民健康和生命安全，事关社会发展和稳定，医保基金是社保的源泉和动力之一。2019 年职工医保基金收入为 15845 亿元，支出为 12663 亿元，医保基金出现结余。但是，居民医保基金收入为 8575 亿元，支出为 8191 亿元，医保基金使用率约高达 96%，基金压力持续增大。与此同时，职工医保基金和居民医保基金不能实现共享，贫困家庭的居民医保基金不充足。

从全国层面来看，医保基金收支不平衡，尤其是居民医保基金，存在赤字风险；从各地区层面来看，地区化差异不容忽视。此外，医保基金的不充足影响了医保报销能力。虽然我国基本医保覆盖广泛，但实际上自付医疗占比重。现阶段，医疗保障制度还是以基本医疗保险为主，设置了最低起付线和最高封顶线，报销比例也有限制，因此未能充分发挥医疗经济风险分散作用。

第二节　研究问题

我国医疗保障制度在不断完善的过程中，取得了较为卓越的成果，主要表现为政策体系更加健全、医疗保障实现全覆盖、基金有效运行、配套设施协同完善。

一是政策体系更加健全。自2018年组建国家医疗保障局以来，全国医保部门设置更加科学，医疗保障体系更加健全，并建成了包括基本医疗保险、补充医疗保险、医疗救助的多层次医疗保障体系。全国医保系统紧紧围绕“解除全体人民的疾病后顾之忧”的重大使命，始终坚持以人民为中心的发展思想，攻坚克难推进医疗保障体制机制变革，积极推行医疗保障政策改革，推动我国医疗保障事业实现历史性跨越。例如2020年《中共中央　国务院关于深化医疗保障制度改革的意见》及2021年《中华人民共和国国民经济和社会发展第十四个五年规划和2035年远景目标纲要》《国务院办公厅关于印发“十四五”全民医疗保障规划的通知》，均指出要逐渐提高基本医疗保险的统筹层次，在全面做实市级统筹的基础上，推动实现省级统筹。截至2024年10月，全国14个省份已出台相关政策；2021年《国务院办公厅关于建立健全职工基本医疗保险门诊共济保障机制的指导意见》指出："坚持保障基本，实行统筹共济，切实维护参保人员权益。坚持平稳过渡，保持政策连续性，确保改革前后待遇顺畅衔接。坚持协同联动，完善门诊保障机制和改进个人账户制度同步推进、逐步转换。坚持因地制宜，在整体设计基础上，鼓励地方从实际出发，积极探索增强职工医保门诊保障的有效途径。"

二是医疗保障实现全覆盖。特别是党的十八大以来，在党中央的正确领导下，我国建立了全世界规模最大医疗保障网。我国基本医保参保率持续稳定在95%左右，其中职工医保政策范围内住院费用报销比例稳定在80%左右，居民医保政策范围内住院费用报销比例稳定在70%左右。医疗保障扶贫政策累计使近1000万因病致贫返贫贫困户成功摆脱了贫困。同时农村低收入和贫困人口参保率在99%以上，实现了"应保尽保"的目标。

三是医保基金有效运行。充足的医保基金是医疗保障制度发展和完善的物质基础和现实条件，我国总体上秉持"以收定支、收支平衡、略有结余"的基金原则。国家医保局公布的《2022年全国医疗保障事业发展统计公报》《2023年全国医疗保障事业发展统计公报》显示，2022年，全国基本医疗保险（含生育保险）基金总收入30922.17亿元，全国基本医疗保险（含生育保险）基金总支出24597.24亿元，全国基本医疗保险（含生育保险）基金当期结存6324.93亿元，累计结存42639.89亿元。2023年，全国基本医疗保险（含生育保险）基金总收入33501.36亿元，全国基本医疗保险（含生育保险）基金总支出28208.38亿元，2023年统筹基金当期结存5039.59亿元，累计结存33979.75亿元。可以看出，在保持收支平衡的基础上，医保基金有所结余，能够实现现阶段的平稳运行，收支失衡的风险较小。

四是配套设施协同完善。除了考虑医疗保障覆盖面和基金问题，我国还坚持“问题导向”原则，着眼于药品价格贵、异地报销难等问题，解决群众看病就医难题，促进配套设施同步完善。例如，我国坚持系统集成，医疗、医保、医药协同发展和治理，进行医保价格谈判，降低居民必需药的价格，减轻居民用药负担；建成全国医保信息系统，打通异地就医难点，实现省内及跨省异地就医直接结算，解决医保报销瓶颈问题。

在把握现阶段取得成就的基础上，破除难题、查缺补漏、接续发展，是我国医疗保障制度改革和优化的目标之一，也是保障人民群众身体健康、推进医疗保障高质量发展、实现全体人民共同富裕的重要基础。后脱贫时代，中央层面对脱贫居民医疗保障政策进行了详细全面的部署，顶层设计较为完善。根据顶层设计，各省份结合自身情况，制定了地方的脱贫人群医疗保障政策，在帮扶对象、缴费标准、医疗保障待遇等方面进行本地化调整，以实现乡村振兴战略。在受助对象方面，对边缘贫困户、脱贫不稳户、突发困难户等对象给予定额补贴；不同地区根据不同人群给予比例资助或定额资助，如河北张家口某地区给予贫困人口90%的城乡居民医保个人缴费参保资助，而非建档立卡的监测对象到2025年不再给予资助。在报销待遇方面，不同地区根据不同人群进行报销调整。山东对于特困、低保和返贫人群，医疗救助不设置起付线，政策范围内报销比例不低于70%；对于大病保险，大病保险起付线由原来全省统一的5000元调整为统筹区普通参保居民的50%（起付线调整为5000~9000元），起付线以上部分支付比例逐步提高，支付比例最高可以达到80%，且没有设置年度最高支付限额。在实现巩固拓展脱贫攻坚成果同乡村振兴战略有效衔接的过渡期，通过专门的制度设计，确保医疗保障持续发挥减贫防返贫作用对于国家和社会具有重要理论和现实意义。

一、文献综述

党的十八大以来，我国医疗事业进入高质量的发展阶段，全民医疗保障待遇不断提升，运行效率不断优化，在增进民生福祉、促进社会公平方面成效斐然。与此同时，随着经济社会的持续发展和人民群众健康需求的日益增长，医疗保障在公平性、可及性、充分性与可承担性等维度，仍存在进一步提升的空间，其减贫效能也有持续挖掘与深化的潜力。

（一）医疗保障的公平性

公平性影响着医疗保障制度的运行效率，也会影响医疗保障体制机制的改革效果[8]。医疗保障的公平性具体可分为参保公平、筹资公平、收益公平和服务公平四个方面。随着参保手续简化，参保公平基本上能够保障[9]，而由于地区、人群存在差异化[10]，筹资公平、收益公平和服务公平仍有所欠缺，因此重点探讨这三个方面。在筹资方面，以城乡居民基本医疗保险为例，一档制的筹资标准与个人收入脱节[11]，这种等额的缴费标准造成个人缴费的垂直不公平。与此同时，收益公平也难以保障[12]。陶建平对新型农村合作医疗（简称新农合）制度下农村居民的收益公平进行研究，发现存在低收入农村居民向高收入农村居民的“逆向补贴”现象[13]。周婷也采用实证模型验证了上述观点[14]。此外，不同医疗保障制度的收益性存在差异，会加剧相对不平等[15]。以上两个方面的不公平导致筹资与收益之间的适配性和一致性较差[16]，影响了医疗保障制度运行的有效性，造成最终医疗服务利用的不平等[17]。服务的不公平可具体表现为不同收入、不同地区以及城乡的差异。在不同收入水平上，低收入群体的医疗服务利用程度低于高收入群体[18][19][20]，这一现象在某种程度上违背了医疗保障的初心，互助共济功能减弱，不仅将会加剧不同收入人群的健康差距，甚至进一步加重低收入人群的经济负担。在不同地区也存在服务不公平现象。李华业等人运用基尼系数和泰尔指数，对各省份的城镇职工基本医疗保险公平性进行评价，发现中部地区各省份之间的公平性优于东西部地区[21]。对于城乡划分，城镇的医疗服务利用水平更高，原因在于城镇职工基本医疗保险的保障程度及报销比例更高[22]，但是城镇职工基本医疗保险的实施公平性低于城乡居民基本医疗保险实施公平性[23][24]。筹资、收益与服务的不公平问题较为突出，应通过优化医疗卫生资源配置，实施劣势补偿政策，进一步提升医疗保障制度的公平性[25]。

（二）医疗保障的可及性和充分性

在医疗保障的可及性和充分性方面，研究聚焦于医疗保障能否满足居民的医疗需求展开，可归纳为医疗服务的可及性、药品的可及性及医疗资源的可及性。

伴随着互联网和数字金融等信息技术的进步，居民更易获得优质的医疗服务，医疗服务的可及性逐渐增强[26][27]。影响医疗服务可及性的因素较为广泛，蒋莉以“社商融合”为视角，采用面板固定效应和中介模型探究医疗服务可及性的影响因素，发现医疗保险类型、家庭人均收入、健康状况、财政医疗卫生投入等均是影响医疗服务可及性的因素，此外，“社商融合”会对医疗服务可及性起促进作用[28]。刘昊鹏等人以北京三区为例测算医疗服务的可及性，发现GDP、人口密度、海拔为影响因素[29]。提高医疗服务的可及性使得居民更愿意前往离家近的医疗机构就医[30]，有利于改善居民的健康状况[31][32][33]，缓解老人的失能状况[34]，还有利于降低人群内部的健康不平等程度[35]。例如杨园争等人通过采用随机效应模型和固定效应模型等多种方法验证医疗服务可及性可以强化城乡医保整合对健康不平等的缓解作用[36]。此外，医疗服务可及性的提升还会强化农民工市民化意愿[37]。

近些年国家加大医疗保障制度的改革力度，例如进行医保支付方式改革、加大国家药品价格谈判力度，这些措施有效地提高了药品的可及性[38]。曹瑾对甘肃急性病患者药品可及性进行问卷调查，发现用药可及性较好。经国家药品价格谈判后，抗肿瘤药物的可获得性逐年提高[39][40]，但由于研发动力不足、成本高等原因，罕见病药品的可获得性仍然不足，平均配备率和使用率较低[41][42]。故整体而言，药品可及性仍有可提升空间，部分药品可获得性不理想且可持续性面临问题[43]，政策、适应症的发病率、医院医疗水平、仿制药等均是影响药品可及性的因素[44][45]，其中政策影响较大，可通过完善国家药品相关政策，进一步提升药品的可及性。

医护人员是医疗服务的提供者和供给者，是最主要的医疗资源，我国每千人口执业医师数和护士数量有所增加，提高了医疗资源的可及性，但整体医护比仍然较低[46]，国家应联合医学高校培养专业医学人才，逐渐提高医护比。同时，按地区分布来看，特别是优质的医疗资源大多数都分布在东部地区。而且，我国医保实行属地化管理，把县级或者市级作为统筹单位，待遇水平和当地经济相适应。医保属地化管理的原则与优质医疗资源分布不均衡的情况，造成了医疗资源欠发达区域的患者有较多的就医需求，但是及时性很难达到[47]。应增加其他医疗资源投入，积极引入民间资金[48]，提高医疗资源的可及性。

（三）医疗保障的可承担性

在财务的可承担性方面，研究围绕医疗保障制度的各个参与主体在可以负担的范围展开。以城乡居民基本医疗保险为例，由于居民医疗需求的释放和医疗费用的增长[49]，近些年城乡居民基本医疗保险保费逐年增长[50]，2024 年保费为 380 元 / 人 / 年，2025 年保费为 400 元 / 人 / 年，这在一定程度上加重了家庭的缴费负担，也影响了居民参保积极性，甚至有可能挤压其他公共服务项目的财政资金[51]。针对此问题，学者们积极献言献策。李玲建议按照个人收入水平来缴纳医保费用，并强制个人参保[52]；郑秉文鼓励各地“社商融合”，使用职工个人账户余额购买商业医疗保险[53]；吕妙霞建议农村 80 岁以上老人实行免缴保费[54]。全国各地积极推行相关政策以减轻交保费负担。在中央层面，门诊共济政策规定职工医保个人账户可为近亲属代缴居民医保费[55]；在地方层面，各省份积极推行相关政策，例如沈阳重度残疾人员的医保费由政府全额补贴[56]。未来可采取健全筹资调整的精算机制[57]、探索定额筹资制度向定比筹资制度转变[58]等措施，逐渐提高医疗保障的财务可负担性。

（四）医疗保障的减贫效果

学者对于医疗保障的减贫缓贫效果持肯定观点[59][60][61]，但尚未通过实证得到定论[62]。部分学者单独探讨各险种的减贫效果。张广科使用2018年CFPS数据验证职工医保对相对贫困脆弱性的影响，发现职工医保通过增加收入保障和消费平滑来降低参保家庭的贫困脆弱性[63]。于大川以农村医保制度为例探究减贫效应，研究表明农村医保制度可以通过提高收入水平，从而达到减贫效果，并且减贫效果存在年龄异质性[64]。于雪探究城乡居民基本医疗保险的减贫效应，实证结果表明，参加城乡居民基本医疗保险能够使贫困脆弱性降低3.04%[65]。高健分析商业医疗保险的减贫效应，发现相较于城乡居民基本医疗保险，参加商业医疗保险会使致贫性卫生支出发生率降低5.22%，灾难性卫生支出发生率降低3.36%[66]。

由于各险种的保障待遇水平不同，最终产生的减贫效果亦有所差异。王晶探讨城镇社保与农村社保的减贫效应差异，发现城镇社保的减贫效果达到了11%，而农村社保的减贫效应为2%[67]。

医疗保障政策的调整也会影响其减贫效果的发挥，关于政策调整的探讨主要集中于城乡医保统筹政策及门诊共济政策。郑超认为城乡医保统筹政策可以通过降低自付医疗支出比例和改善劳动力供给发挥减贫效应[68]。刘妍认为城乡医保统筹政策可以通过扩大非医疗消费和金融资产规模达到减贫效果[69]。高树棠发现城乡医保统筹政策的实施能够增加资本积累、降低医疗费用支出，从而降低家庭的贫困脆弱性[70]。陈薇运用倾向得分匹配的方法，验证了门诊共济政策会使相对贫困发生率降低4.3%，使贫困脆弱性降低2.2%[71]。

当前，医疗保障制度在助力减贫过程中面临现实困境，减贫效果的充分发挥受到一定程度制约。究其根源，主要涵盖以下几个关键方面：政策设计有待优化、扶贫对象精准识别存在挑战、保障水平尚需提升、费用控制能力亟需增强[72]。郑先平基于2018—2021年我国具有代表性的9项医疗保障扶贫政策文本，建立PMC指数评价模型进行量化评价，发现我国医疗保障扶贫政策针对性、持续性和协同性不足[73]。王微运用PMC指数模型对28项省级大病保险政策文本进行分析，发现存在风险预判能力不足，兜底保障作用不够、重特大疾病保障力度有限、商业保险机构未充分发挥专业优势等问题[74]。政策设计的不完善在一定程度上制约了医疗保障体系的健全性，使医疗保障在保障范围、报销机制及救助衔接等关键环节存在漏洞，这无疑加重了部分患者，尤其是弱势群体的医疗负担，进而增加了因病致贫、因病返贫现象发生的风险[75]。应不断优化大病保险等制度设计、明确各项制度在多层次医疗保障体系中的功能定位[76]、完善筹资机制、加强不规范医疗行为的监督[77]、精准识别贫困人口[78]、加强和提高医疗救助能力[79][80]，从而提高帮扶成效[81]，充分发挥医疗保障制度的减贫效果。

（五）文献述评

通过梳理现有的文献，可以得到以下结论。一是医疗保障在公平性、可及性、充分性与可承担性等方面，仍存在提升空间，一定程度上制约了医疗保障制度改革的推进速度。实现筹资公平、受益公平和服务公平的全面保障，在当前阶段仍面临挑战。随着信息化技术的发展，医疗服务可及性得到了一定提升，但药品可及性与医疗资源可及性仍有待增强，从而才能更好地满足居民医疗服务需求。这些方面需要政府持续发力，采取针对性举措推动改善。二是医疗保障减贫效应的发挥，尚有优化空间。尽管大部分学者证实了医疗保障具备减贫和缓贫作用，但面对日益复杂的致贫因素与群众需求，医疗保障在减贫维度的潜力，仍需进一步挖掘。

二、问题的提出

以上丰富的研究成果为研究我国医疗保障制度减贫效应提供了良好的理论基础，中国减贫事业进入了治理相对贫困阶段，防返贫成为此阶段重要的任务。在此阶段中，需要重新认知反贫困战略布局的调整、研判因病返贫风险、识别返贫防治工作对医疗保障的需求和应然目标、调整医疗保障防返贫政策、建构医疗保障防返贫的长效机制。

基于此，本研究在分析反贫困战略布局调整和因病返贫风险的基础上，得出现阶段返贫防治工作对医疗保障的需求和应然目标。运用NVivo12 Plus软件对脱贫攻坚期与衔接乡村振兴过渡期中央和省级层面医疗保障扶贫政策文本进行量化研究。为探究地方实践情况，对河北政府整合各类医疗资源和政策工具实施的防返贫实践进行了案例研究。基于政策变迁视角分析医疗保障防返贫工作的推进现状，并构建医疗保障防返贫的长效机制。

第三节 概念界定和理论依据

一、概念界定

（一）贫困

贫困是精神上的贫瘠和物质生活的匮乏。不同学者有不同的定义，学者布斯和朗特里认为贫困是物质的缺乏和不平等，总收入水平难以维持正常的身体功能所需最低的生活必需品[82]。阿马蒂亚森认为贫困是经济状况差的一种经济现象，也是物质生活匮乏的一种生活状况。根据可行能力理论所理解的贫困，不仅仅是收入少被定义为贫困，同时也包括其他客观贫困和对福利主观的贫困。例如：公民在养老、教育、医疗等方面权利的缺失或不平等，以及由此产生的高额支出风险，都可能导致贫困。人们通常根据家庭的收入或者是支出水平确定贫困线，以此来测量一个国家或者地区的贫困、识别贫困人口和实施反贫困的政策等等。

贫困分为绝对贫困和相对贫困，绝对贫困是国际上通用使用收入这一变量来衡量贫困。世界银行将每人每天平均收入少于 1.4 美元或者 1.9 美元作为发达国家的贫困线。我国也设置了绝对贫困线并历经几次调整，从 1985 年的人均收入 200 元 / 年到 2011 年的人均收入 2300 元 / 年。随着时代不断发展和变迁，贫困的定义逐渐演变为一个动态的概念，贫困的指向逐渐由绝对贫困转为相对贫困。相对贫困是指在一定的社会生活和环境下，一个人或者家庭通过劳动或者其他收入勉强解决温饱，但是还达不到社会公认的生活水准。Townsend（1979）认为贫困不仅是把自己的收入纳入考虑范围之内，而且还需要将其他人的收入也纳入考虑范围之内[83]。相对贫困是当下不贫困未来可能贫困、当下贫困未来更加贫困的一种状态。国际上对于相对贫困没有统一的衡量标准，有的国家将平均收入的三分之一作为衡量的标准，有的国家将低于平均收入的40%作为衡量的标准，有的将家庭的收入、资产、社会等因素都纳入考量范围之内。

（二）返贫

返贫意味着之前不贫困，因为某些原因返回到原来贫困的状态。这是一种普遍的经济现象。这种状况的存在会影响扶贫工作的开展和实施效果，也会阻碍社会经济的长远发展。我们常见的因病返贫，是指原本有一定经济基础的群众，由于大额的医疗费用使得家庭医疗支出过重，造成家庭入不敷出、生活窘迫，最终使得脱贫的家庭再一次陷入贫困当中去。因病返贫存在直接和间接两种传导路径。直接路径是指医疗费用的支出产生的支出型贫困，家庭成员患有重大的疾病，医疗费用远远超出家庭的承担范围之内，陷入贫困。间接路径是生病造成的收入型贫困，由于患者是家庭中的主要劳动力，失去劳动力的患者就失去了经济的来源，作为家中主要的收入来源丧失了劳动能力，整个家庭也就丧失了收入，造成贫困。疾病和贫困之间互为因果，双重互动，容易造成“不健康—劳动力供给不足—贫困”的恶性循环。总而言之，返贫的风险可能来自以下几个方面。首先，贫困家庭自身创造财富的能力薄弱，进而导致返贫。这类人群有以下几个特点：没有足够获取稳定经济来源的工作，或者因为疾病而无法劳动，或者本身好吃懒做。其次，一些地区受经济发展、社会资源、自然条件等因素影响，面临较高的返贫风险。最后，帮扶机制不够完善。

（三）医疗保障防返贫

防返贫是防止贫困人口因为某些原因收入降低到贫困线以下的境地，造成再次陷入贫困的状态。在乡村振兴的实践过程中，很多贫困人口和贫困家庭表面上摆脱贫困水平，但实际上他们还可能存在贫困脆弱性，一旦经历一些很小的变故，这些脱贫人口就会因为家庭收入不稳定、健康风险等原因再次陷入贫困状态。因此，做好脱贫户防返贫工作是巩固拓展脱贫攻坚成果的重要举措。为了防止返贫现象的发生，政府脱贫攻坚取得胜利之后更加关注具有脆弱性的人群，建立防返贫的机制，加强脱贫人口的收入稳定性。

贫困人群中有很多是因病返贫的人群，因此医疗保障制度建立了相应的医疗保障防返贫的机制。不管是新型农村合作医疗、城镇居民基本医疗保险还是城乡居民基本医疗保险都具有一定防返贫的作用。新农合报销之后的金额，一定程度上减少了患者和健康者之间的收入差距，相对于门诊费用，住院统筹降低低收入人群的医疗支出的幅度更大[84]。为了更好地打破城乡之间、区域之间的差距，实现统一，防止因病返贫现象的发生，我国开始实施城乡医保统筹的政策，充分体现共建共治共享的原则，实现公平就医。2016 年 1 月，《国务院关于整合城乡居民基本医疗保险制度的意见》指出："整合城镇居民基本医疗保险（以下简称城镇居民医保）和新型农村合作医疗（以下简称新农合）两项制度，建立统一的城乡居民基本医疗保险（以下简称城乡居民医保）制度，是推进医药卫生体制改革、实现城乡居民公平享有基本医疗保险权益、促进社会公平正义、增进人民福祉的重大举措，对促进城乡经济社会协调发展、全面建成小康社会具有重要意义。”有学者发现，统筹后的医保制度可以降低因病致贫的发生率，但是存在区域差异，由东向西逐渐递减，年龄由小向大递减[85][86]。

二、理论依据

（一）健康资本理论

资本可以划分为土地资本、社会资本、人力资本等类型。其中，人力资本涵盖知识技能、健康水平和文化水平等。随着人力资本理论的发展和壮大，人力资本理论被越来越多的人重视和利用。人力资本理论可以促进经济的发展和社会整体福利的提升。最初人力资本理论仅关注个体接受的教育和所掌握的工作技能对劳动的影响。随着研究的推进，越来越多的学者不断拓展对人力资本的理解，丰富其定义。Mushkin（1962）研究发现健康状况对劳动行为产生影响，进而作用于收入，这一过程相当于教育对于劳动收入的影响，因而将健康扩充到人力资本的概念中[87]。具体来说，健康资本理论认为个体通过健康服务等多种方式提升健康能力，比如，一些项目基金、医疗保险服务等可以抵御疾病风险，从而提高个体的身体素质和健康水平，进而提高生产效率，达到人力资本投资的目的，最终的收益可以在劳动上体现。也就是说，由健康所积累的人力资本将会提升个体的工作效率和增加工作收入。Grossman（1972）首次运用统计模型的方式来论证健康资本的作用。他从健康和健康投资两个角度构建了需求模型，进而解释了健康资本的内涵[88]。他认为健康资本有先天成型的初始存量的部分，还有后天形成的一部分。健康资本会随着个体的年龄增长而削减，从而导致健康折旧率提高，与之相反，健康折旧率提高会增加个体对健康服务的需求。具体而言，随着个体从幼年到成年再到老年，健康资本折旧速度越来越快，只有增加医疗消费才能提高健康水平，健康的损耗会使得人力资本不足，从而会影响收入。

在医保的支持下，参保个体或者家庭可以得到相应的药物补偿或现金补偿，尤其是老年人很容易遭受疾病的冲击，健康资本折旧更加迅速，老年人从医保中受益：增加了医疗费用的报销，减少了可支配收入的挤出。对于存在健康风险的劳动者来说，当健康受到损耗时可以得到及时医疗救助并且可以得到部分医疗报销，通过医疗服务利用减少个体劳动时间损失，即使参加劳动，通过直接减少医疗支出和间接减少医疗时间增加收入，进而减少贫困人口因病致贫和返贫的现象发生。

（二）政策变迁理论

公共政策是国家、政党或者其他团体组织为实现一定时期内特定的社会政治、经济和文化目标所采取的政治行为和规定准则，是一系列法令、措施、办法、条例的总称[89]。公共政策因时而立，不会一成不变。政策变迁理论是公共政策在运行的过程中发生的变化，是新政策取代旧政策或者是对现有的政策进行调整或者废止。虽然公共政策相对稳定，不能随意更改，但是它具有相对均衡的属性，是一种动态平衡。政策变迁是基于资源稀缺性、产权的基本假设，将制度当作一种公共产品，认为制度变迁是一种制度替代、转换和交易的演绎过程，是因为社会利益格局需要进行调整以适应社会发展或者是新的稀缺价值和经济机会，通过一系列规则、程序和实施的标准来实现。在公共政策变迁变现出来“不平衡—平衡”的循环往复的过程，当一部分人通过政策变迁或者制度创新获得了利益、机会时，就会产生政策变革，此时变现为政策不平衡，当制度创新重新获得了潜在利益时，政策恢复平衡。

豪格伍德和彼得斯将政策变迁分为四种：政策创新、接续、维持和终结。安德森认为政策变迁理论实质上是政策替代的过程，包括新政策的实施和旧政策的修改和废止[90]。陈振明将政策变迁分为两种模式：常规模式和范式转换或者中断模式。常规模式是政策在保持基本方向或者目标之下继续延伸，或者新旧政策之间存在较大的连续性，以吸收经验为主的延续。范式转换也叫平衡模式，是政策连续变化过程中出现中断或者飞跃，新政策替代旧政策[91]。

医疗保障政策属于公共政策，医疗保障从无到有，从城乡之间分离的医疗保障政策到统一的医疗保障政策，新旧政策的一种变迁和取代，医疗保障政策的变化属于政策变迁中的常规政策，是政策的连续变化，而且有继承也有发展。现如今城乡医保统筹政策的实施对于贫困人群减贫和返贫效果显著增强，是政策变迁的良好示范。

（三）脆弱性－抗逆力理论

脆弱性理论最初的概念来自流行病学，后来被广泛应用在气候变化、经济学、社会学等领域。20 世纪 80 年代，脆弱性在金融界广泛应用，Minsky（1982）用脆弱性来阐释金融界受到风险冲击后引发的反应，这些后果造成宏观经济的波动。而宏观经济受到波动后必然会造成微观主体的经济行为，在家庭消费和福利方面产生变动[92]。20 世纪 90 年代，研究者将脆弱性引入微观福利的研究范畴，从贫困、资产、外部冲击、可持续生计等视角对脆弱性的概念进行研究。世界银行从外部冲击的角度认为脆弱性是家庭或者个人在一段时间内遭受外部冲击导致的福利损失的可能。Chaudhuri 等（2001）认为脆弱性是指家庭消费或福利在未来降低，甚至陷入贫困的可能性[93]。为了评估脆弱性，主要从两方面入手：个人面临风险冲击的强度和个人承受风险冲击的能力。抗逆力是指个人在面对生活压力或者挫折时所具备的一种反弹能力，这种能力可以帮助个人在面对生活逆境、创伤、悲剧或者威胁等生活巨大压力时具有的良好适应能力，即一个人在面对困难时，可以在困境中快速振作起来，并且可以打破僵局，克服困境，从中快速成长。抗逆力理论重点介绍个人成长期中和外界环境互动和发展的规律。抗逆力起初是对于风险的研究。在 20 世纪 70 年代，抗逆力的研究视角发生了转变，从关注问题和缺陷转变为关注资源和优势[94]。抗逆力是对待逆境抵抗的能力，包括个人效能因素、外部支持因素和内部优势因素。个人效能因素包含社交、目标管理和情绪管理等行为技能。外部支持因素是指在社区、家庭、社会等系统中，可以克服生活困境的资源或潜在资源。内部优势因素是指积极向上的心态和良好的自我认识。

脆弱性是一个前瞻性的指标，而本书所阐述的贫困脆弱性也具有前瞻性的特性。贫困脆弱性所描述的是当前不贫困未来可能贫困，当前贫困未来更加贫困的状况。本书主要涉及疾病所产生贫困脆弱性的情况，对于个体或者家庭而言，疾病的直接影响要比下一年收入低更为重要。贫困的人群更容易遭受健康风险的冲击，一方面直接造成可支配收入的减少和支出型消费增加，另一方面劳动力的损失会造成收入的减少。医疗保障对于贫困人群来说是一种来自外部支持的因素，有了医疗保障，贫困人群可以以更加积极的心态面对生活、参加劳动，而不会担心生病时的医疗消耗，同时医疗保障在一定程度上可以减少身体损耗，让劳动者能尽快地投入到工作中，增强抗逆力。

第四节 研究内容和研究思路

一、研究内容

本研究主要包括六个章节的内容。

第一章为绪论，主要内容包括：一是问题提出的背景（后脱贫时代医疗保障仍然是脱贫人口基本需求的一部分；后脱贫时代医疗保障开始向常态化转型；脱贫家庭医疗保障的财务可承受性依然面临挑战）；二是提出研究问题（研究将医疗保障的公平性、可及性、充分性与可承受性等要素作为一个整体性问题予以系统考量，尝试回答在后脱贫时代医疗保障政策如何调试、长效机制如何构建来防止因病返贫问题）；三是进行概念界定（贫困、返贫、医疗保障防返贫）和理论依据选择（健康资本理论、政策变迁理论、脆弱性 – 抗逆力理论）；四是研究内容和研究思路（发现问题：医疗保障防返贫实践与医疗保障防返贫作用认知存在差距⇨分析问题：尚处于医疗保障反贫困政策变迁过渡期内，对医疗保障脱贫攻坚经验的路径依赖，医疗保障水平难以支撑效能持续发挥⇨解决问题：建构后脱贫时代医疗保障防返贫的目标、基本原则、理论逻辑和长效机制）。

第二章为后脱贫时代医疗保障防返贫的需求与目标。主要包括：一是基于贫困新内涵的反贫困战略布局调整方向（贫困治理与国家战略相衔接，突出以防贫为主的政策体系和常态化机制）；二是因病返贫风险认知变迁与当前因病返贫风险研判（健康风险预防愈发重要，疾病依然是返贫致贫主要风险来源）；三是现阶段返贫防治工作对医疗保障的需求（医疗保障对人口的影响聚焦在增加收入、减少支出、提高可行能力、增强抗风险能力四个方面，进而全面揭示其防返贫的作用路径，包括恢复和提升健康、分摊和补偿医疗费用、维护和增加社会权利、促进和增强内源发展动力四条作用路径）；四是现阶段医疗保障防返贫实践的应然目标（短期阶段性目标即巩固医疗保障脱贫攻坚成果，长远目标靶向共同富裕战略）。

第三章为我国医疗保障防返贫政策分析。主要包括：一是以脱贫攻坚期与衔接乡村振兴过渡期中央和省级层面医疗保障扶贫政策作为研究对象，构建“政策目标 – 政策工具 – 政策主体协同”分析框架；二是运用 NVivo12 Plus 软件对政策文本进行编码和量化分析。

第四章为河北省医疗保障防返贫案例分析。主要包括：一是各省实践探索情况；二是河北省医疗保障防返贫实践创新；三是河北省廊坊市霸州市医疗保障防返贫的案例分析。

第五章为政策变迁视角下医疗保障防返贫现状的原因分析。主要包括：一是间断平衡，现阶段尚处于医疗保障扶贫政策变迁的平衡期；二是路径依赖，现阶段对前阶段医疗保障扶贫工作依赖性较强；三是多源流理论，医疗保障防返贫制度变迁的机会之窗尚未打开；四是医疗保障水平影响防返贫作用发挥。

第六章为医疗保障防返贫长效机制的构建。主要包括：一是医疗保障防返贫长效机制的目标和基本原则；二是医疗保障防返贫长效机制构建的理论逻辑；三是医疗保障防返贫长效机制：建立精准识别机制，旨在早发现、早干预和早化解因病返贫致贫的风险，从而保证贫困群体获得及时有效的医疗保障；完善制度供给机制，发挥多种医疗保障制度的比较优势和协同效应，旨在保证贫困群体获得合理兜底的医疗保障；健全服务管理机制，旨在提升贫困群体获得医疗服务的质量和效率，保证其能够公平地可及地得到基本医疗服务；建立稳定可持续的医疗保障扶贫筹资机制，确保医疗保障扶贫政策的长期可持续性，旨在保证为贫困群体提供坚实的医疗保障；构建多元主体的协同机制，旨在确保医疗保障扶贫政策协调沟通顺畅，进一步提高医疗保障扶贫效果。

二、研究思路

基于上文的分析，本研究的研究思路如图 1–1 所示。

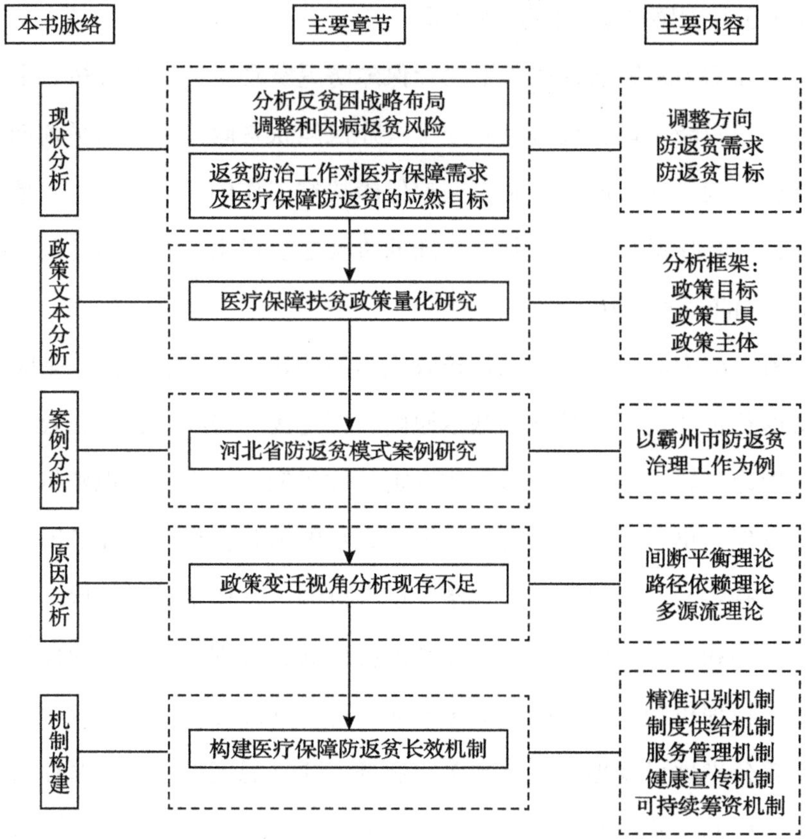

图 1-1　后脱贫时代医疗保障制度防返贫研究思路图

本章主要参考文献

［1］李娟，王宗凡．共同富裕背景下医疗保障制度发展研究［J］．兰州学刊，2024（02）：92-105.

［2］惠州市医疗保障局．关于惠州市职工医保缴费标准调整和灵活就业

人员缴费基数申报及办理退休后待遇享受地确认手续的公告［EB/OL］.［2022-11-29］. https://www.huizhou.gov.cn/bmpd/hzsylbzj/tzgg/content/post_4838379.html.

［3］甘晓成，姚娇，蔡瑶瑶．城乡居民基本医疗保险省级统筹对我国居民医疗费用支出和健康状况的影响［J］．医学与社会，2024，37（04）：90-96.

［4］张鑫，石龙．共同富裕导向下医疗保障待遇补偿对居民收入差距的影响［J］．中国经济问题，2024（02）：45-60.

［5］张允新，宫春博，郭新苗．基本医疗保险对我国居民健康水平的影响［J］．医学与社会，2022，35（11）：76-81.

［6］王培安．实施健康扶贫工程　防止因病致贫返［EB/OL］．［2017-03-22］. http://www.nhc.gov.cn/caiwusi/mtbd/201705/fa2ee3cd766c4252be92c10df7bc7807.shtml.

［7］郑功成，赵明月．面向未来的高质量医疗保障制度建设［J］．中共中央党校（国家行政学院）学报，2022，26（06）：108-117.

［8］王腾．马克思主义视野下的我国医疗保障制度公平性研究［J］．现代职业教育，2019（25）：164-165.

［9］李超凡．山东省城乡居民基本医疗保险制度的公平性研究［D］．山东大学，2018.

［10］江大红．大病医保公平性和可及性分析［J］．现代商贸工业，2017（03）：137-138.

［11］提笑．Z 市城乡居民基本医疗保险筹资问题研究［D］．山东大学，2023.

[12] 邓雅文. 城乡居民基本医疗保险制度整合的公平性研究［D］. 西南财经大学，2023.

[13] 陶建平，吴汉辉，刘福星，等. 共同富裕背景下农村居民医保受益公平性研究［J］. 社会政策研究，2022（03）：61-78.

[14] 周婷，高月霞，左学金. 共同富裕背景下基本医疗保险的受益公平性研究——基于 CHARLS 数据的实证分析［J］. 华东师范大学学报（哲学社会科学版），2024，56（02）：157-170.

[15] 周云波，黄云. 基本医疗保险制度能否改善农民工的相对不平等［J］. 财经科学，2021（10）：84-97.

[16] 朱铭来，欧菁菁. 我国居民医保筹资与待遇衔接机制的公平性思考［J］. 中国医疗保险，2024（02）：47-59.

[17] 顾昕，惠文. 全民医保与医疗服务利用的公平性研究——基于中国家庭追踪调查多轮数据的分析［J］. 苏州大学学报（哲学社会科学版），2024，45（05）：28-38.

[18] 范红丽，王英成，亓锐. 城乡统筹医保与健康实质公平——跨越农村"健康贫困"陷阱［J］. 中国农村经济，2021（04）：69-84.

[19] 丁少群，苏瑞珍. 我国农村医疗保险体系减贫效应的实现路径及政策效果研究——基于收入再分配实现机制视角［J］. 保险研究，2019（10）：114-127.

[20] 甄漪梦. 城乡居民基本医疗保险受益公平性研究［D］. 西南财经大学，2022.

[21] 李华业，胡西厚，王雪蝶，等. 基于基尼系数和泰尔指数的我国医保公平性研究［J］. 医学与哲学，2016，37（12）：59-62.

[22] 王晨 . 社会医疗保险对居民幸福感的影响机制及效果研究 [D] . 西南财经大学，2022.

[23] 邢颖 . 宁夏基本医疗保险不同参保人群卫生服务利用公平性研究 [D] . 宁夏医科大学，2017.

[24] 孙群，胡晨洁，时高畅，等 . 安徽省基本医疗保险实施公平性研究——基于集中指数和基尼系数测度 [J] . 卫生软科学，2023，37 (08)：1–5.

[25] 陈东权，郭斌，程怀志，等 . 医保制度整合背景下我国城乡居民卫生服务利用公平性研究进展 [J]. 卫生软科学，2023，37(02)：1–5.

[26] 马述忠，张道涵，潘钢健 . 数字金融与老年人健康：基于优质医疗服务可及机制视角 [J] . 求是学刊，2022，49 (05)：56–70.

[27] 李华 . 北京市互联网医疗服务可及性问题及治理对策研究 [D] . 首都经济贸易大学，2022.

[28] 蒋莉 ."社商融合"背景下医疗保险对医疗服务可及性的影响研究 [D] . 西安财经大学，2022.

[29] 刘昊鹏，马骋宇，杨彦彬，等 . 北京市山区与平原郊区村级医疗服务可达性评价——基于调查的 2SFCA 研究 [J]. 中国卫生政策研究，2024，17 (07)：65–74.

[30] 董浩然 . 医保并轨对医疗可及性的影响分析 [D] . 东北财经大学，2023.

[31] 司明舒，艾迪，张佳怡，等 . 山东省老年人自评健康状况与医疗服务可及性的关系 [J] . 医学与社会，2023，36 (08)：55–59.

[32] 郑吉友，张喜凤 . 基于农村空巢老人健康需求状况的医疗服务可及

性研究［J］. 辽宁大学学报（哲学社会科学版），2024，52（04）：40–52.

［33］张锦丹，闵淑慧，郭芮绮，等. 医疗服务可及性与社会资本对老年人自评健康的影响——基于 CLHLS 数据的分析［J］. 中国卫生事业管理，2023，40（10）：765–768.

［34］孟庆瑞. 医疗服务可及性对农村老年人失能状况的影响［D］. 浙江农林大学，2021.

［35］周琛琛，张明君. 医疗服务可及性与农村老年人健康不平等程度的关系研究［J］. 医院管理论坛，2021，38（07）：9–13.

［36］杨园争，上官霜月，郑晓冬，等. 公平视野下农村医疗服务空间可及性的健康效应［J］. 中国农村经济，2024（11）：102–124.

［37］鲍曙光，柯宓. 医疗卫生服务可及性对农民工市民化意愿的影响研究［J］. 财政科学，2023（12）：131–148.

［38］陈彤丹，高奇隆，罗丹，等. 医保制度改革对医院慢性病药物可及性影响的探索性研究——基于一线临床与药学工作实践［J］. 中国现代应用药学，2022，39（24）：3300–3305.

［39］徐佳兰. 2020 年—2022 年某院国家医保谈判抗肿瘤药物的可及性及应用分析［J］. 中国医药指南，2024，22（06）：82–84.

［40］陈红斗，李伟，陆伟，等. 2020–2021 年我国国家医保谈判抗肿瘤药物的可及性及应用分析［J］. 中国医院药学杂志，2023，43（05）：530–535.

［41］鲁瑞，陈烨，丁锦希. 中国罕见病治疗药物可获得性评估与政策优化［J］. 世界临床药物，2024，45（11）：1117–1124.

[42] 徐陆欣怡，王妮，尹适成，等．我国罕见病药品的可及性及采购使用现状研究［J］．中国卫生政策研究，2022，15（02）：60–64.
[43] 刘雨晗，万子瑾，戴遥，等．基于多维尺度分析的国家谈判药品可及性问题研究［J］．中国医院管理，2023，43（07）：25–29.
[44] 陈玲玲，徐伟，尚波波，等．国家谈判药品可获得性研究——基于苏州市公立医院采购数据的实证分析［J］．卫生经济研究，2020，37（12）：17–20.
[45] 蒋慧群，李歆，韩峰．国家医保谈判抗肿瘤药物在常州地区可获得性和可负担性研究［J］．中国药物警戒，2021，18（11）：1075–1079.
[46] 邱林萍，宋国强，刘梦，等．我国省间基层医疗卫生机构医护资源分布特征研究［J］．中国全科医学，2024，27（31）：3911–3918.
[47] 陈昕欣，封进．医保报销待遇与患者异地就医选择——基于空间距离、医院等级和医保待遇的分析［J］．数量经济技术经济研究，2024，41（04）：131–152.
[48] 邱越．基本医疗服务可及性的影响因素与提升路径［D］．浙江大学，2017.
[49] 苏燕如．医保费用近年增长的原因及应对策略［J］．经济师，2022（07）：41–42.
[50] 王浪．医保费用为何年年涨?［N］．常德日报，2024-09-28（008）.
[51] 齐丽鹤．探析医疗保险保费对财政负担的影响与调控［J］．广东经济，2023（18）：11–13.
[52] 田进．北大国发院李玲：居民医保应按收入水平缴纳个人费用［N］.

经济观察报，2023-08-14（004）.
[53] 钱林浩．全国政协委员郑秉文：鼓励使用医保个人账户支付“惠民保”保费[N]．金融时报，2022-03-10（006）.
[54] 郭飞飞．提高农村居民医保报销比例农村 80 岁以上老人免缴医保费[N]．洛阳日报，2023-03-10（002）.
[55] 王博东，方昌海．职工医保个人账户可代缴居民医保费[N]．洛阳日报，2024-10-12（004）.
[56] 樊华．重度残疾人员参加居民医保费用全免没有医保待遇等待期[N]．沈阳日报，2023-06-06（003）.
[57] 李亚青．居民医保费率动态调整的关键是建立精算机制[J]．中国医疗保险，2021（02）：76-84.
[58] 李珍，张楚．论居民医保个人筹资机制从定额制到定比制的改革[J]．中国卫生政策研究，2021，14（07）：1-10.
[59] 黄薇．医保政策精准扶贫效果研究——基于 URBMI 试点评估入户调查数据[J]．经济研究，2017，52（09）：117-132.
[60] 刘子宁，郑伟，贾若，等．医疗保险、健康异质性与精准脱贫——基于贫困脆弱性的分析[J]．金融研究，2019（05）：56-75.
[61] 刘俐，邓晶，于雪，等．相对贫困视域下医疗保障对农村中老年人群因病支出型贫困的减贫效果分析[J]．中国卫生政策研究，2021，14（05）：59-65.
[62] 段颖，张良文，朱培嘉，等．我国基本医疗保险政策减贫研究：进展、困局与展望[J]．中国卫生经济，2024，43（04）：21-25.
[63] 张广科，郑子媛．职工医保缓解相对贫困脆弱性的效应与路径[J]．

中南财经政法大学学报，2023（04）：53–69.
[64] 于大川，李培祥，杨永贵 . 农村医疗保险制度的增收与减贫效应评估——基于 CHNS（2015）数据的实证分析 [J]. 农业经济与管理，2019（05）：35–45.
[65] 于雪，邓晶，刘俐，等 . 城乡居民基本医疗保险的减贫效应研究——基于贫困脆弱性视角的实证分析 [J]. 卫生经济研究，2022，39（06）：51–54.
[66] 高健，李华，徐英奇 . 商业医疗保险能缓解城乡居民医保家庭“因病致贫”吗？——大病冲击下的经验证据 [J]. 江西财经大学学报，2019（05）：81–91.
[67] 王晶，简安琪 . 相对贫困城乡差异及社会保障的减贫效应 [J]. 东北师大学报（哲学社会科学版），2021（06）：18–27.
[68] 郑超，王新军，孙强 . 城乡医保统筹政策、健康风险冲击与精准扶贫绩效研究 [J]. 公共管理学报，2022，19（01）：146–158.
[69] 刘妍，徐杰凯 . 城乡居民医保整合能有效缓解相对贫困吗 [J]. 现代经济探讨，2024（09）：51–60.
[70] 高树棠，陶玉玲 . 城乡居民医保整合对农村家庭的减贫长效作用 [J]. 中国沙漠，2024，44（02）：220–230.
[71] 陈薇，张心洁 . 门诊统筹能缓解老年人的相对贫困吗？——基于 CLHLS 的微观经验证据 [J]. 南方人口，2024，39（05）：13–29.
[72] 任雪娇，马池春 . 制度化扶贫：多层次医保助推贫困治理的长效机制——基于共同富裕道路的探索 [J]. 山西农业大学学报（社会科学版），2022，21（02）：67–74.

[73] 郑先平，李凤红，刘霞，等．医保扶贫政策效力评价及相对贫困时期医保防贫政策优化研究——基于 PMC 指数模型 [J]. 卫生软科学，2024，38（02）：80-84.

[74] 王微，张倩．防返贫视域下我国大病保险政策评价与优化研究 [J]．中国医疗保险，2023（02）：69-82.

[75] 张岚馨．后脱贫时代中国农村返贫问题及策略研究 [J]．农村经济与科技，2022，33（06）：185-187.

[76] 王微，陈香，陈朝鑫．基于贫困脆弱性的城乡居民大病保险制度防贫效应研究 [J]．中国医疗保险，2024（06）：58-67.

[77] 董波，李寒旋，邢怡青，等．新形势下医保扶贫高质量发展：机制、困境与路径 [J]．卫生经济研究，2023，40（01）：14-17.

[78] 刘晓梅，曹鸣远，李歆，等．党的十八大以来我国社会保障事业的成就与经验 [J]．管理世界，2022，38（07）：37-49.

[79] 夏高菊．脱贫人口返贫风险及防范对策研究——以晴隆县为例 [J]．农村经济与科技，2023，34（14）：241-243.

[80] 李亚青．中国式现代化与医疗保障体系改革 [J]．社会保障评论，2023，7（03）：36-48.

[81] 曹雪彦，黄勇．后扶贫时期防返贫的长效机制与制度建设研究——以石家庄为例 [J]．中共石家庄市委党校学报，2022，24（01）：45-48.

[82] ROWNTREE. Poverty：a study of town life [M]. London：Macmillan，1901.

[83] TOWNSEND P. Poverty in the United Kingdom：a survey of household

resources and standards of living [M]. U.C.B.: University of California Press, 1979.

[84] 谭晓婷，钟甫宁. 新型农村合作医疗不同补偿模式的收入分配效应——基于江苏、安徽两省 30 县 1500 个农户的实证分析 [J]. 中国农村经济，2010 (03): 87–96.

[85] 于大川，李培祥，杨永贵. 农村医疗保险制度的增收与减贫效应评估——基于 CHNS (2015) 数据的实证分析 [J]. 农业经济与管理，2019 (05): 35–45.

[86] 邹文杰，黄浩，朱鹏颐. 老龄化、城镇化与政府医疗卫生支出减贫效应——基于面板平滑转换模型的实证分析 [J]. 福建论坛 (人文社会科学版)，2018 (10): 52–58.

[87] MUSHKIN S J. Health as an investment [J]. Journal of Political Economy, 1962, 70 (5): 129–138.

[88] GROSSMAN M. On the concept of health capital and the demand for health [J]. Journal of Political Economy, 1972, 80 (2): 223–255.

[89] 张永梅，李放. 城乡基本医疗卫生服务均等化的综合评价——基于两次国家卫生服务调查数据 [J]. 贵州社会科学，2010 (05): 56–61.

[90] 张海波，申俊龙，王忠成. 城镇化背景下我国基层医疗卫生机构服务效率的实证研究——以江苏省为例 [J]. 中国卫生事业管理，2017, 34 (01): 76–80.

[91] 薛宇，吴凤平，王长青，等. 医疗卫生资源配置改革与城镇化协整分析 [J]. 河南社会科学，2016, 24 (02): 47–56.

[92] MINSKY H. The financial fragility hypothesis: capitalist process and behavior of the economy in financial crisis [M]. Cambridge: Cambridge University Press, 1982.

[93] CHAUDHURI S, JALAN J, SURYAHADI A. Assessing household vulnerability to poverty from cross-sectional data: a methodology and estimates from Indonesia [J]. Discussion Papers, 2002, 15 (03): 112-125.

[94] WALSH F. 家庭抗逆力 [M]. 朱眉化, 译. 上海: 华东理工大学出版社, 2013.

第二章

后脱贫时代医疗保障防返贫的需求与目标

后脱贫时代贫困具备了新的内涵，治理贫困有了新的战略布局和方向。因病返贫风险仍然存在，因病返贫风险的认知需要变迁，因病返贫风险需要进行研判。随之返贫防治工作对医疗保障的需求需要进行研究，进而明确新时期医疗保障防返贫实践的应然目标。

第一节　基于贫困新内涵的反贫困战略布局调整方向

鉴于现实情况的变化，贫困这一概念有了新的内涵，相对贫困成为贫困的主要表现方式，这一阶段的工作重点转向治理相对贫困[1]。由于工作重点的转变，在宏观层面上，我国反贫困战略布局也需要随势而变，不断加强与各项国家战略的耦合性和协同性，建立反贫困常态化机制。

一、贫困治理与国家战略相衔接

任何事物都是相互联系的，与周围事物息息相关，贫困治理也不例外。它既服从总体国家战略安排，又与各项国家战略紧密相连。国家战略是指为维护和增进国家利益、实现国家目标而综合发展、合理配置和有效运用国家力量的总体方略[2]。具体而言，贫困治理与新型城镇化战略、乡村振兴战略、区域协调发展战略和可持续发展战略有效衔接，相辅相成。

（一）贫困治理与新型城镇化战略相互衔接

有学者指出，随着绝对贫困的消除，城镇相对贫困问题也逐渐显现，其中一个重要的议题就是流动人口的相对贫困问题[3]。由于农村就业机会有限，为了维持基本生活，一部分农村地区剩余劳动人口向城镇地区转移，主要从事城镇的劳动密集型产业。随着科学技术的进步，这部分劳动人口极其容易被替代，且他们中的大多数人并未取得城镇户口，故与城市本地人相比，享受到的教育、医疗等公共服务待遇水平较低[4]。一旦失去工作，他们极有可能陷入贫困状态。而新型城镇化战略的实施则有利于缓解这一难题。新型城镇化理念在城市化和城镇化发展的基础上迭代升级，于2012年党的十八大正式提出，核心是以人为本，特征是城乡统筹、城乡一体、产城互动、节约集约、生态宜居、和谐发展[5]。在新型城镇化进程中，通过改革户籍制度、加快住房制度改革、提高城镇基本公共设施水平和服务能力等措施，能够改善进城农民工的生活条件，尤其是实现农民工等流动人口与本地市民享受同等的待遇[6][7]，从而降低其出现相对贫困的可能性。因此，从某种程度上，贫困治理与新型城镇化战略之间相互衔接。中国统计年鉴数据显示，2023年全国总体城镇化率已达到66.16%，北京、上海等个别地区的城镇化率已接近90%。我们应充分发挥新型城镇化带来的防返贫作用，发挥“以城带乡”作用，深入贯彻落实《深入实施以人为本的新型城镇化战略五年行动计划》有关要求，“促进农业转移人口在城镇稳定就业，扩大农村转移人口的社会保障覆盖面”，提高农村地区人口防范贫困风险的能力。

（二）贫困治理与乡村振兴战略相互衔接

农为邦本，本固邦宁，“三农”工作和乡村建设一直是国家关注的重要课题。乡村振兴战略于党的十九大首次提出。2018年《中共中央　国务院关于实施乡村振兴战略的意见》指明了实施乡村振兴战略的重大意义和总体要求，并进行了具体且全面的部署。2021年《中华人民共和国国民经济和社会发展第十四个五年规划和2035年远景目标纲要》中再次指出，走中国特色社会主义乡村振兴道路，全面实施乡村振兴战略。实施乡村振兴战略具有重要的现实意义，能够从整体上提高人民的获得感和幸福感，能够有效缓解人民日益增长的美好生活需要和不平衡不充分的发展之间的矛盾，也是实现中华民族伟大复兴的必然要求。

要振兴，先治贫，贫困治理与乡村振兴战略不可分割。质言之，贫困治理是乡村振兴战略的前提、基础、着力点，乡村振兴战略是贫困治理的总抓手[8]，也是贫困治理的后续发展和巩固[9][10]，两者具有较强的衔接性和统一性。2021年《中共中央　国务院关于全面推进乡村振兴加快农业农村现代化的意见》中指出，设立衔接过渡期，持续巩固拓展脱贫攻坚成果，接续推进脱贫地区乡村振兴，加强农村低收入人口常态化帮扶，实现巩固拓展脱贫攻坚成果同乡村振兴有效衔接。同年，《中共中央　国务院关于实现巩固拓展脱贫攻坚成果同乡村振兴有效衔接的意见》中指出充分认识实现巩固拓展脱贫攻坚成果同乡村振兴有效衔接的重要性和紧迫性。贫困治理与乡村振兴的衔接性主要体现在时间、空间和内容三个方面。首先，在时间上衔接相通。贫困治理是实现乡村振兴战略的前提基础，乡村振兴战略是贫困治理的后续发展，两者共同统一于“两个一百年”奋斗目标。其次，在空间上衔接相通。两者的主战场在农村，重难点也在农村，两者的实施地域存在交织。最后，在内容上衔接相通。实现乡村振兴战略需要在产业、人才、文化、生态、组织这五个方面发力，而在治理相对贫困的过程中，为缓解多维贫困，也需要在上述方面进行改善，两者在工作内容上存在重合[11]。故而贫困治理与乡村振兴战略具有较强的衔接性。

目前，仍需将实现两者的衔接作为重点工作，在做好政策衔接的基础上，加强对农村低收入人口的动态监测、健全常态化帮扶机制，同时激发脱贫人口的内生动力，为缓解相对贫困提供内源动力。

（三）贫困治理与区域协调发展战略相互衔接

进行贫困治理，农村是主战场，但是不能就农村论农村，要从全国一盘棋的角度出发，才能实现农村与城镇的协调发展[12]。而区域协调发展战略就是从全国一盘棋的角度出发，按照各地的实际情况与特色，统筹谋划全国范围内的发展问题。习近平总书记在党的十九大报告中指出，实施区域协调发展战略。加大力度支持革命老区、民族地区、边疆地区、贫困地区加快发展，强化举措推进西部大开发形成新格局，深化改革加快东北等老工业基地振兴，发挥优势推动中部地区崛起，创新引领率先实现东部地区优化发展，建立更加有效的区域协调发展新机制。该战略的实施，意味着各地区经济重心距离不断缩短，同时补齐老少边穷地区的短板[13]，能够带动老少边穷地区的经济发展，增强发展的内生动力，为摆脱贫困、巩固拓展脱贫攻坚成果提供重要保障。

防返贫工作与区域协调发展战略相互促进、相辅相成。一方面，区域协调发展战略为防返贫工作提供新的思路。郑琼洁、潘文轩指出，解决区域性相对贫困的关键在于区域协调发展战略，不断完善和健全区域协调发展的新机制[14]，以发挥区域协调发展战略的防返贫作用。另一方面，防返贫工作能够提升区域协同发展能力。钟文、郑明贵等人使用PSM-DID的方法实证检验贫困治理对区域协调发展能力的影响，研究发现，贫困治理通过优化产业结构、增加资本积累和改善财政收支三条路径提高了区域协调发展能力[15]。

（四）贫困治理与可持续发展战略相互衔接

1995年9月，中共十四届五中全会正式将可持续发展战略写入《中共中央关于制定国民经济和社会发展“九五”计划和2010年远景目标的建议》，提出“必须把社会全面发展放在重要战略地位，实现经济与社会相互协调和可持续发展”。根据党的十四届五中全会精神，1996年3月，第八届全国人民代表大会第四次会议批准了《国民经济和社会发展“九五”计划和2010年远景目标纲要》，将可持续发展作为一条重要的指导方针和战略目标上升为国家意志，并付诸实施[16]。国家可持续发展战略可被视为一种以实现可持续发展、建设可持续发展社会为目的的治理理念[17]。我国可持续发展战略目标可分解为三类：经济可持续、社会可持续和生态环境可持续[18]，而贫困治理与实现社会可持续息息相关，通过采取措施降低贫困发生概率，提升整个社会的运行效能，进而促进社会发展。樊杰等人对相对贫困地区可持续发展问题进行研究，充分认识到提高贫困地区可持续发展能力的重要性，并提出要将相对贫困地区作为可持续发展政策制定的重要区域[19]。

二、建立以防返贫为主的政策体系和常态化机制

实践是不断发展的，政策也需要随之变化。较绝对贫困而言，相对贫困具有长期性的特征，只要收入和财富分配是有差别的，就存在相对贫困状态[20]。因此，有必要建立以防返贫为主的政策体系和常态化机制，将防贫困作为一项长期持续性的工作。

（一）建立以防返贫为主的政策体系

2020年后，国家将防返贫工作列为重点工作，积极出台政策文件并围绕相关工作进行部署。涉及防返贫工作的政策文件涵盖范围较广。除了出台的专门性、针对性政策，在就业、乡村振兴、社会保障、卫生等多个领域的政策中也有所提及，建立了较为完善且庞大的防返贫政策体系。通过北大法宝检索，本研究梳理了相关的政策文件，详见表2–1。

表 2–1　2020 年后关于防返贫工作的政策文件

日期	文件名称	内容
2020.02.25	《中共中央　国务院关于深化医疗保障制度改革的意见》	建立防范和化解因病致贫返贫长效机制。增强医疗救助托底保障功能
2020.03.20	《国务院扶贫开发领导小组关于建立防止返贫监测和帮扶机制的指导意见》	提前发现并识别存在返贫致贫风险的人口，采取针对性的帮扶措施，防止脱贫人口返贫、边缘人口致贫
2020.12.16	《中共中央　国务院关于实现巩固拓展脱贫攻坚成果同乡村振兴有效衔接的意见》	健全防止返贫动态监测和帮扶机制；健全农村低收入人口常态化帮扶机制
2021.01.04	《中共中央　国务院关于全面推进乡村振兴加快农业农村现代化的意见》	健全防止返贫动态监测和帮扶机制，对易返贫致贫人口及时发现、及时帮扶，守住防止规模性返贫底线
2021.03.11	《中华人民共和国国民经济和社会发展第十四个五年规划和2035年远景目标纲要》	健全防止返贫动态监测和精准帮扶机制。完善农村社会保障和救助制度，健全农村低收入人口常态化帮扶机制
2021.04.23	《中共中央　国务院关于新时代推动中部地区高质量发展的意见》	健全防止返贫监测和帮扶机制，保持主要帮扶政策总体稳定，实施帮扶对象动态管理，防止已脱贫人口返贫
2021.04.29 通过	《中华人民共和国乡村振兴促进法》	建立农村低收入人口、欠发达地区帮扶长效机制，持续推进脱贫地区发展；建立健全易返贫致贫人口动态监测预警和帮扶机制
2021.07.08	《国务院关于印发“十四五”残疾人保障和发展规划的通知》	健全易返贫致贫人口动态监测预警和帮扶机制，将符合条件的残疾人及时纳入易返贫致贫监测范围，对易返贫致贫残疾人及时给予有效帮扶

续表

日期	文件名称	内容
2021.07.29	《国家乡村振兴局综合司 财政部办公厅关于防范洪涝灾害切实防止返贫致贫的通知》	积极防范因灾返贫
2021.09.23	《国务院办公厅关于印发“十四五”全民医疗保障规划的通知》	建立健全防范和化解因病致贫返贫长效机制
2021.10.28	《国务院办公厅关于健全重特大疾病医疗保险和救助制度的意见》	建立健全防范和化解因病致贫返贫长效机制
2021.11.12	《国务院关于印发“十四五”推进农业农村现代化规划的通知》	坚决守住不发生规模性返贫的底线；健全防止返贫动态监测和精准帮扶机制
2022.04.27	《国务院办公厅关于印发“十四五”国民健康规划的通知》	健全因病返贫致贫动态监测机制，建立农村低收入人口常态化精准健康帮扶机制
2022.11.10	《关于坚决守牢防止规模性返贫底线　健全完善防范化解因病返贫致贫长效机制的通知》	守牢不发生规模性返贫底线；健全完善防范化解因病返贫致贫监测预警机制；常态化做好监测预警人员综合帮扶
2023.02.23	《中共中央办公厅　国务院办公厅印发〈关于进一步深化改革促进乡村医疗卫生体系健康发展的意见〉》	完善符合条件的易返贫致贫人口资助参保政策

续表

日期	文件名称	内容
2023.03.22	《国家乡村振兴局关于印发〈健全防止返贫动态监测和帮扶机制工作指南〉的通知》	坚持“中央统筹、省负总责、市县乡抓落实”工作机制，把防止返贫监测帮扶工作摆在突出位置，层层压实各级各部门责任。各省（区、市）要因地制宜建立健全防止返贫监测范围年度调整机制。要准确认定监测对象返贫致贫风险，根据家庭成员劳动能力和发展需求，因人因户制定切实可行的帮扶计划，实施精准帮扶
2023.09.01	《人力资源社会保障部　国家发展改革委　农业农村部关于开展防止返贫就业攻坚行动的通知》	全力稳定脱贫人口务工收入，坚决守住不发生因失业导致规模性返贫的底线
2023.10.19	《关于加强低收入人口动态监测做好分层分类社会救助工作的意见》	完善低收入人口动态监测信息平台，完善低收入人口数据库，加强动态监测
2024.01.01	《中共中央　国务院关于学习运用“千村示范、万村整治”工程经验有力有效推进乡村全面振兴的意见》	落实防止返贫监测帮扶机制。持续加强产业和就业帮扶。加大对重点地区帮扶支持力度
2024.04.26	《民政部办公厅关于加强低收入人口认定和动态监测工作的通知》	全面开展低收入人口认定工作。强化低收入人口动态监测
2024.07.26	《国务院办公厅关于健全基本医疗保险参保长效机制的指导意见》	对特困人员、最低生活保障对象、符合条件的防止返贫监测对象等困难群众参保按有关规定给予分类资助

续表

日期	文件名称	内容
2024.09.15	《中共中央　国务院关于实施就业优先战略促进高质量充分就业的意见》	推动农村低收入人口就业帮扶常态化，防止因失业导致规模性返贫

（二）建立防返贫工作长效机制的必要性

建立贫困治理长效机制的原因在于城乡间、地区间的发展不平衡问题及城乡内部、地区内部的发展不平衡问题明显，不平衡问题将长期存在，也意味着相对贫困的问题将长期存在[21]。

国家统计局数据显示，城乡之间的可支配收入差距逐渐扩大，扩大趋势日益明显。2022 年，城镇居民人均可支配收入为 49282.9 元，农村居民人均可支配收入 20132.8 元，差额为 29150.1 元。2023 年，城镇居民人均可支配收入为 51821 元，农村居民人均可支配收入为 21691 元，两者差额为 30130 元。仅一年两者的差距拉大 979.9 元，城乡收入不平衡问题较为突出。

不仅城镇居民与农村居民两者之间的人均可支配收入存在差距。在收入五等份分组下，城镇居民与农村居民内部两极分化也较为严重，差距也呈扩大趋势。中国统计年鉴数据显示，城镇居民低收入组与高收入组之间的人均可支配收入差值从 2013 年的 44955 元扩大至 2022 年的 81515 元；农村居民内部低收入组与高收入组之间的差距从 2013 年的 18445.8 元扩大到 2022 年的 41050.8 元。若按地区分布划分为东部地区、中部地区、西部地区和东北地区，全国居民人均可支配收入仍然具有较大差异。东部地区人均可支配收入水平始终显著高于其他三个地区，并且与其他三个地区的差异逐渐扩大。中国统计年鉴数据同时显示，分省份来看，2022 年上海居民人均可支配收入最高，为 79609.8 元，甘肃居民人均可支配收入最低，为 23273.1 元，前者为后者的 3.42 倍。

除了长期发展不平衡问题需要建立贫困治理机制，已脱贫人口的返贫风险也不容忽视，在脱贫之后，扶贫政策不能立马取消，要落实“摘帽不摘政策”，原因就在于当受到突发事件时，已脱贫人口特别是边缘人口仍有较大的返贫风险。民政部在 2022 年第一季度召开的新闻发布会上提到，截至 2021 年年底，全国共认定低保边缘人口 431 万人、支出型困难人口 433 万人，并且建成了覆盖低收入人口的全国数据库。由此可见，虽然已消除绝对贫困，仍然有居民面临着较大的返贫风险，建立防返贫长效机制成为化解居民返贫风险、巩固拓展脱贫攻坚成果的必要措施。

第二节　因病返贫风险认知变迁与当前因病返贫风险研判

一、因病返贫风险认知变迁

2020 年，我国消除绝对贫困的任务顺利完成，由此进入以治理相对贫困为重点任务的后脱贫时代，在治理相对贫困的同时，也需做好已脱贫人口返贫预防工作，尽最大可能防止已脱贫人口再次陷入贫困状态。返贫的原因有很多，主要包括疾病、失业、突发事件等，其中，因病返贫是使人们再次陷入贫困的主要原因之一[22]。

因病返贫是指因患上重大疾病、慢性病等原因造成家庭收入减少而支出增加，脱贫后再次陷入贫困的现象[23]。2022年，中国人口与发展研究中心副主任表示，通过健康扶贫动态管理系统发现，在农村贫困家庭中有1000万贫困家庭是因病返贫、因病致贫，占整个家庭贫困户的40%[24]。根据国家卫生健康委的数据，2021年以来，累计重点监测存在因病致贫返贫风险的户数接近108万户，占到全部监测重点户的48.13%。在贫困家庭中，存在因病返贫风险的家庭占比仍然较高。

国家各部门对因病致贫风险的认知更加完善，并加强与其他工作的关联性和协调性，从多处共同发力，继续将预防因病致贫、推动健康扶贫作为重点工作任务，防范因病致贫的重要性更加凸显。

二、当前因病返贫风险研判

为保证防返贫政策的有效性，需要对现时的因病返贫风险进行研究判断，根据现状分析，有针对性地实施治贫政策。当前的因病返贫风险主要体现在以下几个方面。

（一）卫生费用

从总体来看，卫生医疗总费用以货币形式作为综合计量手段，全面反映一个国家或者地区在一定时期内（通常指一年），全社会在医疗卫生服务上所消耗的资金总额[25]，按照医疗费用来源可分为政府、社会、个人三个方面[26]，个人卫生费用是指城乡居民在接受各类医疗卫生服务时的现金支付，包括享受各种医疗保险制度的居民就医时自付费用。根据中国统计年鉴的数据，卫生医疗总费用从2003年的6584.10亿元增长到2022年的85327.49亿元，其中，个人卫生费用从3678.67亿元增长到22940.94亿元。人均卫生总费用从509.50元增长到6044.09元，日益增长的个人卫生费用表明，居民就医时的现金支付或者自付费用数额增加，这会造成居民过重的医疗负担。

（二）次均门诊、住院医疗费用

从具体的门诊、住院医疗服务费用来看，次均门诊费用、次均住院费用及日均住院费用均有上涨趋势。根据中国统计年鉴的数据，三者之中，次均门诊费用在2016—2022年的增长幅度最大，2022年次均门诊费用为342.7元，次均住院费用为10860.6元，日均住院费用为1191.7元，对于贫困人口而言，特别是农村贫困人口，高额的门诊和住院费用导致其产生“怕得病、怕看病”的抵触心理，甚至在患病时出现“小病抗、大病拖”的情况，等到疾病较为严重时才考虑住院治疗，又往往因为不及时就医，疾病较难治疗，较容易产生高额的住院医疗费用，从而因病致贫的可能性越大[27]。

（三）收入状况

以上两方面说明医疗费用的逐渐上涨导致居民承受较重的医疗负担，容易造成因病致贫，而从收入端来讲，若收入水平较高，收入增长幅度与医疗费用增长幅度为正比，则说明有可能减轻贫困人口的疾病负担，有效防止因病致贫，但从现实来看，我国居民整体收入水平相对较低，难以有效化解居民的疾病风险。根据中国统计年鉴的数据，2016—2022年我国居民人均可支配收入分别为23821.0元、25973.8元、28228.0元、30732.8元、32188.8元、35128.1元、36883.3元。与之相较，各类疾病的花销巨大，根据中国太平洋保险官网信息显示，常见的重大疾病的平均花费一般都在10万元以上（不包括恢复费用和误工费），例如肝脏移植手术费用30万~50万元，肾移植手术费用15万~30万元。当发生重大疾病时，由于费用较高，收入不能满足疾病治疗的费用需求，极易导致刚刚脱贫人口尤其是边缘人口，再次陷入贫困状态，因病返贫。

一般而言，由于身体素质较差或劳动技能较低等原因，边缘人口从事的职业可替代性较强。若企业迫于经济发展形势或自身发展状况，做出裁员的决定，会导致这一部分原本具有稳定收入的人群进入失业状态。若在此情况下罹患重大疾病，带来的贫困问题会更为严重，返贫程度更深。综上，在高额疾病治疗费用下，收入相对较低，不能满足疾病治疗等相关需求，也极易造成因病返贫[28]。

（四）老年人口比重和平均寿命

一方面，随着时代的进步，生活条件得到改善，生活水平逐渐提高，人群的平均预期寿命延长。根据中国统计年鉴的数据，截至2020年，我国总体平均预期寿命已高达77.93岁，其中，女性的平均预期寿命高达80.88岁。人口平均寿命的延长意味着因病致贫风险的概率加大。随着年龄的增长，身体素质变差，会多发高血压、高血糖等慢性病，甚至会出现脑卒中、心脏病等突发疾病，这些慢性病和突发病的治疗和痊愈过程较长，往往也会产生较重的经济负担，特别是对于农村老年人，面对巨额治疗付费，因病致贫返贫的概率较大。另一方面，由于人均寿命的延长及生育率较低，老年人口的比重上升，老年人口抚养比逐渐变大，加重养老负担。若家中老年人发生同时患病，将会加大整个家庭因病致贫的风险，导致整个家庭陷入贫困状态。对于国家来说，由于人口基数较大，老年人口比重上升会从整体上加大贫困治理工作的实施难度。

（五）疾病谱的变化情况

近年来，居民的疾病谱也出现了新的特征。主要威胁人类健康的慢性非传染性疾病是我国居民疾病谱的重要组成部分之一，越来越多的新病种、罕见病种逐渐进入大众视野。此外，不仅新病种逐渐增多，各病种的整体发病率也显著上升。诸多学者以某个地区为研究对象，研究特定病种的发病情况，例如：上海市静安区 2009—2019 年的肺癌发病率从 28.98/10 万上升到 60.10/10 万[29]；1997—2021 年，江苏省启东市宫颈癌发病率具有逐渐年轻化的趋势[30]；2009—2019 年，江苏省膀胱癌发病率呈现上升趋势[31]；1990—2019 年，中国慢性肾病发病率和发病人数呈现上升趋势[32]。各病种发病率的上升说明：在未来，人们将会面临更大的患病风险，将有更多人处于患病状态，再加上某些疾病具有复发性、长期性，需要常年靠药品进行治疗，这就加大了人们因病致贫返贫的风险。

综上所述，虽然经济发展水平不断提高，人们的生活得到改善，但是随之而来的是卫生总费用和门诊、住院等费用的上涨，再叠加老年人口比重提升、疾病谱转变等现象带来的挑战，现阶段，因病致贫风险并未消失，而会长期存在。

第三节 现阶段返贫防治工作对医疗保障的需求

党的二十大报告中再次强调社会保障体系是人民生活的安全网和社会运行的稳定器。医疗保障作为社会保障体系的重要组成部分，对于促进社会稳定发展、创造人民美好生活具有重要作用。自20世纪90年代开始，经过了多年的发展与完善，医疗保障体系在覆盖范围、顶层设计和保障水平等方面均有所改善。覆盖面不断扩大，其中基本医疗保险基本上实现了全覆盖，实现了“应保尽保”。制度体系和顶层设计更加完善，国家从整体层面对各项医疗保障制度进行合理布局与统筹，基本医疗保险、补充医疗保险等制度设计更兼顾科学性、合理性、实际性。保障水平逐步提高，为实现人们“病有所医”、创造人民幸福生活奠定了坚实基础[33]。可见，医疗保障体系发展稳定、运行效果佳。实际运行情况也再次证实，医疗保障体系是我国重要的制度安排，社会良好运行离不开完善的医疗保障体系的支持。

一、医疗保障对人口生活的影响

我国已建成多层次医疗保障体系[34]，在创造人民美好生活、实现社会主义现代化的进程中，医疗保障体系的维护和推动作用将愈加凸显。医疗保障体系对于人民生活的影响主要表现为提高收入水平、减少医疗费用支出、提高可行能力、增加抗风险能力这四个方面。

（一）提高收入水平

收入水平的提高，是满足人民生活需求，进而提高人民生活质量、改善人民生活品质的前提条件。此外，收入与疾病之间存在“恶性循环”，疾病发生后，造成居民收入下降，收入水平的下降又降低了患者的健康风险抵御能力[35]，在某种程度上两者具有“协同作用”，一旦陷入循环，危害程度较高，不利于患者的身心恢复，易加重患者疾病严重程度。医疗保障制度能够提高人民的收入水平，助力打破这种恶性循环。医疗保障制度促进人民增收主要表现为以下两种作用机制。

一是间接增加收入。以基本医疗保险为例，城镇职工基本医疗保险个人需缴纳工资的2%，2025年度城乡居民基本医疗保险全国个人缴费最低标准为每人每年400元（国家医保局官网数据），便可以享受较高的医疗保险待遇。当患有重大疾病时，所产生的医疗费用分为个人自付部分和医保报销部分，部分医疗费用将由医保予以报销，个人只需承担自付部分。在收入水平一定的条件下，使原本应该用于缴纳医疗费用的部分个人收入被替换，显著降低个人自付的医疗费用支出水平，相当于间接增加可支配收入水平[36]。

二是直接增加收入，主要表现为三种效应。其一是“健康促进”效应。通过改善和促进健康，帮助患者恢复工作能力，进而增加收入[37]。参加医保并缴纳费用后，治疗疾病所产生的大部分医疗费用会经统筹基金报销，个人仅需自付所剩部分的医疗费用，能够显著降低个人医疗负担水平，减缓疾病带来的心理压力，有效防止出现“小病拖，大病抗”

的不良现象，使患者能够在患病时及时得到治疗，提高患者身体恢复程度，改善健康状况，提高工作能力，使其增加劳动供给、延长劳动时间、提高劳动效率，从而提高收入水平。其二是“人力投资”效应。由于医疗保障具有保障作用，人们能够主动减少预防性储蓄，并增加人力资本投资提高收入[38]。通过费用报销，医疗保险减轻了人们的医疗负担，缓解疾病带来的经济风险，使得人们能够主动减少预防性储蓄，增加投资、消费等行为，例如通过教育增加人力资本投资等，一方面，人力资本投资可以直接提升人力资本水平，使得收入增加。另一方面，通过教育等人力资本投资，健康知识能够通过家庭传播增强整个家庭成员的健康管理意识，培养健康行为，进一步提升整个家庭的健康人力资本水平和收入水平。其三是“风险承担”效应。通过医疗保障减少了人们的后顾之忧，使得人们在现阶段能够从事风险大、经济效益高的工作[39]，例如投资、股票等，使得人们处于较高的收入水平。

（二）减少医疗费用支出

对于门诊费用，门诊统筹政策、门诊慢特病政策的实施进一步扩大了门诊报销范围，使得购买常用药得以享受医疗保障待遇，并且对于城镇职工基本医疗保险参保者，家庭成员之间能够办理个人账户家庭共济，家庭成员之间能够互通共济，这能够降低人们的日常药费支出。对于住院费用，当参加基本医疗保险后，住院所产生的部分医疗费用能够由基本医保进行报销，相当于降低了医疗服务的价格和费用，减少了家庭医疗费用支出；发生重特大疾病，在满足报销起付线的基础上，大病保险也能予以报销部分医疗费用。此外，商业医疗保险作为多层次医疗保障体系的重要组成部分，也能够对参保者的医疗费用进行额外补偿。由此可见，我国多层次医疗保障体系发展较为完善，医疗保障在降低医疗费用支出方面的作用较为明显。医疗保障的减费作用也被诸多学者证实，例如甘晓成以省级统筹为研究视角，通过双重差分法模型得出城乡居民基本医疗保险能够使居民的住院费用和门诊费用显著降低[40]。沓钰淇以城乡居民医保报销政策变动为政策冲击点，通过双重差分法得出医保患者自付费用下降10.7%，使自付比例下降4.43个百分点[41]。

（三）提高可行能力

阿玛蒂亚·森的《以自由看待发展》中认为一个人的可行能力指此人有可能实现的、各种可能的功能性活动的组合[42]，个体拥有可行能力就是享有实质自由的本质，一个人是否有可行能力，就是说一个人是否拥有可以自己决定和选择自己想要过哪一种生活的自由范围[43]。例如，贫困意味着收入低下不足以维持正常的生活需求，就代表着生活能力的被剥夺。

医疗保障对于提高人们可行能力主要体现为健康、生活与人的全面发展。医疗保障通过降低人们的医疗负担达到维护健康的作用，能够帮助患者改善健康水平，提高人的健康可行能力，例如洪灏琪研究发现，从长期看，医疗保障有效缓解了农村中老年人的行动能力和认知能力损耗[44]。医疗保障还可通过提高收入水平，防止其陷入贫困，改善生活水平，从而提高人们的生活可行性。在提高收入的基础上，能够满足人们多样的发展需求，促进人的全面发展。

（四）增加抗风险能力

医疗保障在提高可行能力的同时，也会提高抗风险能力，尤其是增加人抵御疾病风险的能力。疾病具有风险的属性与特征[45]，风险是指事件所带来的结果具有不确定性，而对于自身是否会罹患病、罹患何种病、疾病的严重程度如何以及医疗费用金额，我们都无法提前感知，患病能够带来多个不确定性的结果，因此，疾病便具有了风险的特征。一般情况下，人们通过提高自身素质、增加预防性储蓄来提高自身抵御疾病风险的能力，预防性储蓄越多，自身风险抵抗能力越强。但个人的力量终归是渺小的，特别是疾病风险较大的群体，经常难以有效抵抗疾病风险带来的不利结果，因此，医疗保险便有了存在的必要性和意义。参保人群要缴纳医保费用，这些保费汇集到一起形成医保基金，保费缴纳的人越多，形成的基金规模越大，医疗保险按照一定原则报销罹患疾病参保者的医药费用，实现参保群体之间的疾病风险共担，个体的抗风险能力相应得到提高。根据中国统计年鉴的数据，我国已经建成世界上最大的医疗保障网，2022 年我国总人口数为 14.12 亿人，基本医疗保险参保者有 134592 万人，参保率稳定在 95% 以上，其中城镇职工基本医疗保险参保者 36243 万人、城乡居民基本医疗保险参保者 98349 万人，由此形成了规模较大的医保基金，基本医疗保险基金的规模较大、风险抵抗能力较强，能够有效缓解参保者的疾病风险，基本医疗保险成为绝大多数居民抵御疾病风险的重要制度安排。参保人群的抵抗患病风险能力与医保基金的规模存在紧密联系，基金规模越大，抵抗风险的能力越强，随着基本医疗保险从市级统筹转向省级统筹，基金规模的扩大成为必然趋势，医保基金的抗风险能力也将逐渐提高。

二、医疗保障防返贫的作用路径

医疗保障是治理相对贫困、防止因病返贫的制度途径之一。2020年以前，医疗保障制度在消除绝对贫困、打赢脱贫攻坚战的过程中发挥了重要作用，为全面建成小康社会提供了坚实基础。2020年后，医疗保障制度的重要性更加显现，成为治理贫困必然依赖的重要制度体系[46]。学术界对于医疗保障体系的减贫效应持肯定观点[47]，尤其能够阻断贫困与疾病之间的恶性循环，有效缓解家庭“因病致贫”风险，降低发生因病返贫致贫的概率。医疗保障主要以降低医疗费用支出、促进健康、提升社会地位等为中介发挥其减贫效应[48]，因此，本书通过总结归纳，将医疗保障防返贫的作用路径归为四条：恢复和提升健康、分摊和补偿医疗费用、维护和增加社会权利、促进和增强内源发展动力。

（一）恢复和提升健康

健康是人们拥有的巨大财富。拥有健康体魄是人们维持正常生活、享受美好生活的重要基础，同时也是促进人的全面发展的必然条件。只有保持身体处于健康状态，才能积极参与社会生活，享受社会的美好，在保持健康的基础上，才能追求更高的自我实现目标。健康不仅仅是没有疾病，而且是指生理、心理和社会均处于完好状态。《中共中央　国务院关于印发“健康中国2030”规划纲要》中指出，遵循健康优先的原则，把健康摆在优先发展的战略地位。

健康与贫困之间相互交织，特别是对于低收入人口来说，极为容易陷入“健康—贫困”的循环陷阱：“低收入者患病—机会丧失、劳动能力受损或被剥夺—经济负担加重且收入水平降低—陷入贫困状态”[49]。而恢复和提升健康是医疗保险的重要目标之一，医保通过恢复和提升健康[50]，打破“健康—贫困”的循环链条，增强患病者和低收入人口抵御经济风险的能力，发挥医保防返贫的作用。

首先，医疗保险有利于提高患病者和低收入人口的身体健康水平。其一，医疗保险能够促进患者和低收入人口积极就医，提升医疗消费水平，增加医疗服务利用[51]，通过接受及时、优质的医疗服务，使得疾病得以治愈和缓解，从而恢复和提升身体健康。其二，通过提高医疗服务利用水平，能够使得患者和低收入人口清楚自己的身体健康程度，了解疾病的后果及严重程度，学习有关健康知识，促使其改变不良生活方式，培养健康的行为习惯[52]。其三，医疗保险除了能够增加患者和低收入人口的医疗消费水平，还能够提升非医疗消费水平。原因在于在收入既定的情况下，储蓄和消费是互补关系，此消彼长。医保能够提高患者和低收入人口的疾病抗风险能力，促使他们减少预防性储蓄，进而刺激消费，特别是通过增加饮食消费，能够改善营养摄入[53]，提高患者和低收入人口的身体素质。

其次，医疗保险有利于提高患者和低收入人口的心理健康水平。学术界也对医保促进参保者的心理健康这一结论持肯定性观点，例如郑超认为医保具有显著的健康绩效，能够显著提高居民的心理健康水平[54]。医保还能够提升人们的幸福感、公平感和生活满意度。汪连杰认为医疗保险通过提升医疗服务利用水平进而提高其身心健康[55]。黄德荣认为医疗保险通过改善健康水平，促进劳动参与，并提高其社会参与感和获得感，进而改善心理健康[56]。

（二）分摊和补偿医疗费用

随着医疗保障制度的发展和完善，医疗保障水平不断提高，通过分摊和补偿医疗费用，分担了患者和低收入人口的经济负担，最终达到防止因病返贫的政策效果[57]。2022年，国家医保局、民政部、财政部、国家卫生健康委、国家乡村振兴局五部门联合发布《关于坚决守牢防止规模性返贫底线　健全完善防范化解因病返贫致贫长效机制的通知》，指出稳定巩固农村低收入人口医疗待遇水平，是防范化解因病返贫风险的重要举措。近年来，国家不断扩大《国家基本医疗保险、工伤保险和生育保险药品目录》的报销范围，自2018年国家医保局成立以来，累计在目录中新增341种药品，价格平均降幅超过一半。国家医保局网站发布的《2022年全国医疗保障事业统计发展公报》显示2022年协议期内275种谈判药报销1.8亿人次，为患者减负2100余亿元。《国家医保局　财政部　国家税务总局关于做好2023年城乡居民基本医疗保障工作的通知》中指出继续巩固居民医保住院待遇水平，确保政策范围内基金支付比例稳定在70%左右，稳步提升门诊保障水平。医疗保障待遇水平的提高促使自付医疗费用所占比例逐渐降低。根据国家医保局官网数据显示，在总卫生费用支出中，个人卫生费用支出由2000年的58.98%降为2022年的26.89%，患者个人经济负担得到显著的降低，有效化解了因病返贫的风险，对因病返贫具有重要的预防作用。

（三）维护和增加社会权利

医疗保障不仅能够恢复和提高参保者的健康水平，还能够维护和增加社会权利，保障人们能够行使各种社会权利，为预防低收入人口返贫提供强大助推力。首先，医保能够维护人们的劳动权利。医保能够通过增加低收入人口就医概率，改善其健康水平，提高劳动能力，保障其具有参与劳动、获得经济报酬的权利，通过保障低收入人口获得稳定的经济报酬，提高对贫困风险的抵御能力。其次，医保能够维护人们的受教育权。医保能够增加低收入者的抗风险能力，使家庭减少预防性储蓄从而进行教育等人力资本投资，保障低收入家庭中子女的受教育权利，由于受教育水平的提高，子女进入工作岗位后能够提高整个家庭的收入水平，从而降低家庭的贫困脆弱性。再次，医保能够维护人们从国家和社会上获得物质帮助的权利。医疗救助作为多层次医疗保障体系的重要组成部分，在预防因病返贫方面发挥了重要作用，例如通过加大补贴力度帮助低收入人口参与医疗保险。最后，医保能够维护人们进行科学研究、文学艺术创作等活动的自由。在帮助低收入人口增加防贫困风险能力的基础上，能够满足低收入人口全面发展的权利，例如追求兴趣的权利、参与娱乐活动的权利，在促进低收入全面发展的过程中，能够改变低收入人口的思想、提升低收入人口的能力素养，进一步增强防返贫能力。

（四）促进和增强内源发展动力

医疗保障制度除了通过外生力量提高低收入人口的防返贫能力，还能够以增强低收入人口的内生动力为中介，激发低收入人口的自身能动性，提升防返贫工作的效果。首先，医疗保障政策能够提高低收入群体的收入水平，而收入水平恰恰是社会地位的衡量方式之一，因此，医疗保障政策能够提高低收入人口的社会地位，并且降低自卑等负面心理，增强个体生活、学习、工作的积极性，以此提升家庭动力及可持续发展能力[58]。其次，在代际方面，医疗保障显著影响了家庭投资，防止出现儿童辍学打工的不良社会现象[59]，增强下一代的内源发展动力，从而阻断了贫困在代与代之间的转移，建立起防返贫长效机制。

鉴于上述分析可得，医疗保障机制能够直接起到恢复和提升健康、分摊和补偿医疗费用支出、维护和增加社会权利、促进和增强内源发展动力的作用，还能够以此为作用路径发挥防返贫功能。发挥医疗保障制度的作用是预防低收入人口返贫的必然要求，是巩固拓展脱贫攻坚成果的重要制度安排，也是未来建立防返贫长效机制的应有之义。

第四节　现阶段医疗保障防返贫实践的应然目标

2020 年，我国不断进行医疗保障制度改革，强化三重保障机制，大力发展补充性医疗保险和商业保险，建成了多层次医疗保障体系，医疗保障制度体系与防返贫工作两者之间的联系更加紧密，并在实践中相互交织，医疗保障在缓解因病致贫、预防返贫中的作用得到有效发挥，为短期巩固拓展脱贫攻坚成果、长期实现共同富裕提供重要保障。

一、医疗保障防返贫实践

实践是检验真理的唯一标准，同时也是推动国家发展、社会进步的现实路径，国家的各项战略通过转化为具体的行动才能作用于现实社会。作为国家防返贫工作的重要制度安排，医疗保障制度也需落脚于实践并接受实践的检验。近年来，医疗保障防返贫实践取得了较为卓越的成就。

从国家层面来看，通过鼓励并资助脱贫人口和低收入人口参加基本医疗保险，2021 年以来，农村低收入人口和脱贫人口的基本医疗保险参保率达到 99% 以上，基本上实现了全覆盖，达到了应保尽保的目标。为降低低收入人口的就医负担，实施倾斜性医疗保障政策，不断提高低收入人口的医疗保障水平，三年来惠及农村低收入人口 4.5 亿人，帮助减轻医疗费用负担近 4600 亿元。通过动态跟踪，对存在返贫风险的人群及时进行预警并救助。国家医保局官网数据显示，三年来及时救助 83 万人，支出救助资金 44 亿元。依托全国统一的医保信息平台，实现困难群众市域内住院费用“一站式”结算，使得困难群众就医更加便利化。此外，医疗救助规模和水平不断提高，2023 年医保医疗救助总人次增长至 2.5 亿人次，医疗救助资金支出为 745 亿元。

不仅国家总体层面医疗保障防返贫实践成效显著，而且不同地区因地制宜，根据各地方实际情况，形成了各有特色的医疗保障防返贫工作体系。例如陕西省榆林市榆阳区创造性提出“基本医保保基本、大病保险救大病、医疗救助解民难、防贫保险防意外、一事一议托底线”的五重综合保障机制，五重医疗保障体系层层递进、逐层落实，巩固医疗保障防返贫效果。浙江省衢州市衢江区以数字化改革为着力点推进医疗保障防贫工作，并且根据不同人群的负担能力，设置四条风险阈值，运用现代技术进行实时检测，若触达所设置的风险阈值线则会自动预警，能够有效防止因病致贫返贫。湖南岳阳在实现医保参保全覆盖的基础上，充分发挥社会慈善的力量，规范开展慈善援助活动。福建宁德通过开展“四三三”工作法推动医疗救助工作提质增效。云南做实“五个突出”，守住不发生因病规模性返贫底线。各地方加强医疗保障防返贫工作战略部署，提升医疗保障防返贫工作成效，取得丰富的医疗保障防返贫实践成果。

二、医疗保障防返贫实践的短期阶段新目标：巩固拓展脱贫攻坚成果

2021 年，我国历史性地消除了绝对贫困问题，脱贫攻坚战取得全面胜利，随着重点工作任务转为相对贫困治理，贫困治理工作仍在继续，未来需要对贫困治理进行全局统筹和部署。脱贫攻坚、治理相对贫困的重点任务是在攻贫，同时也要预防返贫后再次贫困的问题[60]，大规模返贫现象会蚕食脱贫攻坚的胜利成果，对已取得的成效产生不利影响，巩固拓展脱贫攻坚成果必须做好现阶段的防返贫工作，同时发挥医疗保障制度的应有作用。

据学者测算，在消除绝对贫困后，仍然有部分低收入人口，这些低收入人口主要包括三类：因病致贫人口、缺乏就业技能的农民工及被动脱贫人口，他们面临着巨大的疾病风险、失业风险、自然灾害等风险[61]，并

且贫困脆弱性较高，一旦发生风险，极易在脱贫之后再次陷入贫困状态，对整个社会的良好运行造成威胁。因此，在短期，医疗保障防返贫工作应该以巩固拓展脱贫攻坚成果为目标，维护好脱贫攻坚战的硕果，同时为实现社会主义现代化和共同富裕打下坚实基础。

三、医疗保障防返贫实践的长期目标靶向：共同富裕战略

实现共同富裕是社会主义的本质要求，是中国共产党和全国人民的共同理想和奋斗目标，也是解决我国社会主要矛盾、顺利推进现代化进程的内在要求[62]。实现全体人民共同富裕不是一蹴而就的事情，需要长期性的工作战略安排，我国将有步骤、分阶段实现，基本上可以划分为以下几个关键节点：到“十四五”末，全体人民共同富裕迈出坚实步伐。到 2035 年，全体人民共同富裕取得更为明显的实质性进展。到本世纪中叶，全体人民共同富裕基本实现。

作为满足人民美好生活的重要内容，医疗保障防返贫与共同富裕息息相关。医疗保障防返贫是实现共同富裕的前提条件和重要保障措施[63]，只有在预防返贫的同时，促进经济增长和提高人们收入水平，才有可能实现共同富裕。实现共同富裕是医疗保障防返贫的最终目标[64]，医疗保障防返贫在短期能够巩固拓展脱贫攻坚成果，在巩固拓展脱贫攻坚成果的基础上，逐步提高人民的生活质量和生活水平，最终达到共同富裕。

共同富裕在本质上是一种共享富裕、多维富裕、差序富裕[65]。而在推动医疗保障防返贫的过程中，能够促进以上目标的实现[66]。首先，医

疗保障防返贫重点着眼于低收入人口，通过提高待遇保障水平、实行倾斜性医疗保障政策、医疗救助等措施，帮助低收入人口提高抗风险能力，改善自身身体素质，提升工作能力，最终提高低收入人口的收入，帮助其彻底摆脱贫困状态、缓解返贫风险，从而逐步实现生活富裕。通过重点帮扶低收入人口等弱势群体，逐渐实现共享富裕和全民富裕。根据马斯洛需要层次理论，人在满足了生理需要和安全需要等基本需要之后，会产生更高层次的需要，例如社交、尊重、自我实现的需要。而医疗保障防返贫正是通过减轻人们医疗费用负担、减少医疗费用支出，改善人们的健康状态，来满足人们的生理需要和安全需要，在满足了这两种需要之后，人们继而产生其他需要，追求自身的全面发展，从而逐步实现多维富裕。差序富裕具有两个方面的内涵，一方面差序富裕是指先富带动后富，而不是同时富裕。医疗保障防返贫过程也体现了先富带后富的过程，在医保缴费方面，先富人群通过缴纳税收，形成政府税收收入，而税收收入的重要用处之一是补贴低收入人口，通过财政补贴帮助低收入人口参加基本医疗保险。在待遇享受方面，通过倾斜性医疗保障政策，降低低收入人口的起付线。取消封顶线、提高报销比例，使得低收入人口能够享受更多的医疗待遇，由此实现先富带动后富。另一方面是指社会中人们的富裕水平不一致，尽管医疗保障防返贫能够提高低收入者收入带动其实现后富，但是仍然与高收入者处于不同的富裕水平，两者仍然存在合理差距。由此可见，贫困治理以实现全体人民共同富裕为长期目标，贫困治理为共同富裕奠定基础并提供重要保障。

本章主要参考文献

[1] 谢斌，杨晓军 ．“后扶贫时代”相对贫困治理与乡村振兴的协同逻辑及政策选择［J］．理论导刊，2023（01）：82–87.

[2] 薄贵利 ．论国家战略的科学内涵［J］．中国行政管理，2015（07）：70–75.

[3] 周云波，王辉 ．共同富裕目标下相对贫困治理长效机制构建研究［J］．长白学刊，2022（06）：20–32.

[4] 辛宝英 ．城乡融合的新型城镇化战略：实现路径与推进策略［J］．山东社会科学，2020（05）：117–122.

[5] 张琦，李顺强 ．共同富裕目标下的新型城镇化战略［J］．西安交通大学学报（社会科学版），2023，43（04）：1–10.

[6] 陈柳钦 ．乡村振兴与新型城镇化战略耦合协同发展研究［J］．贵州师范大学学报（社会科学版），2024（01）：24–42.

[7] 谢地，张巧玲 ．以人为核心的新型城镇化战略：理论基础、内涵特征及实践路径［J］．经济纵横，2023（11）：27–34.

[8] 匡远配，肖叶 ．相对贫困治理的“四梁八柱”：顶层设计与路径选择［J］．农村经济，2021（10）：73–79.

[9] 王琳，李珂珂，周正涛 ．“后脱贫时代”我国贫困治理的特征、问题与对策［J］．兰州大学学报（社会科学版），2021，49（05）：49–56.

[10] 甘犁，陈诗一，冯帅章，等 ．全面建成小康社会后的贫困治理与乡

村发展［J］. 管理科学报：2021：24（08）：105–114.

［11］郑岩，杨敏 . 相对贫困治理与乡村振兴的协同推进：基于整体性治理视角［J］. 农林经济管理学报，2023，22（04）：406–414.

［12］王秀东 . 以乡村振兴为抓手深入实施区域协调发展战略［J］. 红旗文稿，2023（10）：45–48.

［13］陈建斌，唐龙辉 . 新时代我国区域协调发展战略的推进路径［J］. 行政论坛，2024，31（03）：33–41.

［14］郑琼洁，潘文轩 . 后脱贫时代相对贫困治理机制的构建——基于发展不平衡不充分视角［J］. 财经科学 2021（11）：36–49.

［15］钟文，郑明贵，钟昌标，等 . 贫困县设立提升区域协调发展能力对脱贫巩固的启示——来自典型贫困区域的经验证据［J］. 贵州财经大学学报，2022（03）：102–111.

［16］中国共产党新闻网 . 新中国峥嵘岁月可持续发展战略［EB/OL］.［2019–10–29］. http://cpc.people.com.cn/n1/2019/1029/c429559-31426432.html.

［17］马涛，谭乃榕，洪涛 ."十四五"时期中国可持续发展战略的地方分解与响应［J］. 学习与探索，2022（05）：127–134.

［18］房乐宪，吴学锐，张越 . 欧盟国家层面可持续发展战略：评估纬度及政策启示［J］. 和平与发展，2017（06）：90–107.

［19］樊杰，周侃，伍健雄 . 中国相对贫困地区可持续发展问题典型研究与政策前瞻［J］. 中国科学院院刊，2020，35（10）：1249–1263.

［20］陈宗胜，黄云 . 中国相对贫困治理及其对策研究［J］. 当代经济科学，2021，43（05）：1–19.

［21］汪三贵，刘明月．从绝对贫困到相对贫困：理论关系、战略转变与政策重点［J］．社会科学文摘，2020（12）：17-20.

［22］贝金兰，王春雨．精准防范因病致贫返贫对策研究［J］．中国农业会计，2020（11）：78-80.

［23］王春城，刘欢欢．系统化构建与体系化运行：后脱贫攻坚时代返贫风险治理的政策框架［J］．行政论坛，2022，29（02）：81-88.

［24］中国政府网．党的十八大以来，健康扶贫取得显著成效——全面实现农村贫困人口基本医疗有保障［EB/OL］．［2022-05-27］．https://www.gov.cn/xinwen/2022-05/27/content_5692524.htm.

［25］杨燕绥，常焙筌．我国卫生总费用的国际比较与绩效研究［J］．中国国情国力，2020（10）：71-73.

［26］王晓峰，冯园园．人口老龄化对医疗卫生服务利用及医疗卫生费用的影响——基于CHARLS面板数据的研究［J］．人口与发展，2022，28（02）：34-47.

［27］张天乐，李盛基．我国农村居民因病致贫与反贫困问题研究［J］．劳动保障世界，2020（05）：24.

［28］张敏，万秋萍，方嘉列，等．2009—2019年上海市静安区肺癌发病和死亡趋势分析及预测［J］．中国慢性病预防与控制，2024，32（05）：388-393.

［29］贾佳，刘冰，吕翻翻，等．国内疾病谱研究现状述评［J］．中国社会医学杂志，2021，38（02）：165-167.

［30］陈建国，朱健，张永辉，等．1977—2021年江苏省启东市宫颈癌发病趋势分析［J］．中国肿瘤，2024（12）1-8.

[31] 崔俊鹏，陆艳，王临池，等 . 2009—2019 年江苏省肿瘤登记地区膀胱癌发病趋势和年龄变化特征分析 [J]. 中国肿瘤，2024，33(12)：983–990.

[32] 孙科，倪帅虎，郑卿勇，等 . 1990—2019 年中国慢性肾病发病趋势及预测 [J] . 中华疾病控制杂志，2024，28（03）：262–268.

[33] 任永忠 . 坚持以人民为中心守好用好人民群众的“救命钱”[J] . 中国医疗保险，2021（12）：10–11.

[34] 中国政府网 . 国务院办公厅关于印发“十四五”全民医疗保障规划的通知 [EB/OL] . [2021-09-29] . https://www.gov.cn/zhengce/zhengceku/2021-09/29/content_5639967.htm.

[35] 金燕华，刘昌平，汪连杰 . 城乡居民医保整合改善了农村居民的生活质量吗——基于医疗、健康与经济三维视角的政策绩效评估 [J]. 社会保障研究，2023（03）：54–68.

[36] 张鑫，石龙 . 共同富裕导向下医疗保障待遇补偿对居民收入差距的影响 [J] . 中国经济问题，2024（02）：45–60.

[37] 王海平，洪灏琪，宁满秀 . 城乡居民医保整合缓解农村中老年人的贫困脆弱性吗 [J] . 农业技术经济，2023（07）：19–34.

[38] 杨亮，王亚茹，丁少群 . 医疗保险、家庭可持续生计资本与财务脆弱性研究 [J] . 保险研究，2023（08）：66–82.

[39] 王小龙，何振 . 新农合、农户风险承担与收入增长 [J] . 中国农村经济，2018（07）：79–95.

[40] 甘晓成，姚娇，蔡瑶瑶 . 城乡居民基本医疗保险省级统筹对我国居民医疗费用支出和健康状况的影响 [J] . 医学与社会，2024，37

（04）：90–96.

[41] 沓钰淇，傅虹桥，李玲．患者成本分担变动对医疗费用和健康结果的影响——来自住院病案首页数据的经验分析［J］．经济学（季刊），2020，19（04）：1441–1466.

[42] 森．以自由看待发展［M］．北京：中国人民大学出版社，2000.

[43] 常方瑛．我国农村居民贫困代际传递问题研究［D］．东北财经大学，2017.

[44] 洪灏琪，宁满秀，罗叶．城乡居民医保整合是否抑制了农村中老年人健康损耗？［J］．中国农村经济，2021（06）：128–144.

[45] 何文炯．基于共同富裕的职工医保制度优化［J］．长白学刊，2023（02）：119–127.

[46] 任志江，苏瑞珍．增强医疗保障减贫效应的再分配实现机制研究——基于改善亲贫性的视角［J］．中国行政管理，2020（08）：88–93.

[47] 华颖．中国居民医保制度：现实问题与改革出路［J］．学术研究，2023（09）：87–95.

[48] 高和荣，范绍丰．城乡居民医保整合与农村相对贫困治理的准自然实验研究［J］．海南大学学报（人文社会科学版），2024，42（04）：45–57.

[49] 范红丽，王英成，亓锐．城乡统筹医保与健康实质公平——跨越农村“健康贫困”陷阱［J］．中国农村经济，2021（04）：69–84.

[50] 常雪，苏群，周春芳．城乡医保统筹对居民健康的影响［J］．中国人口科学，2018（06）：103–114.

［51］何文，申曙光．城乡居民医保一体化政策缓解了健康不平等吗？——来自中国地级市准自然实验的经验证据［J］．中国农村观察，2021（03）：67–85.

［52］陈钰晓，赵绍阳，卢历祺．医保扶贫政策对农村低收入人口医疗服务利用的影响研究［J］．中国农村观察，2022（06）：122–141.

［53］毛捷，赵金冉．政府公共卫生投入的经济效应——基于农村居民消费的检验［J］．中国社会科学，2017（10）：70–89.

［54］郑超，王新军，孙强．城乡医保统筹政策、居民健康及其健康不平等研究［J］．南开经济研究，2021（04）：234–256.

［55］汪连杰，刘昌平．城乡居民医保整合、农村老年人健康及其健康不平等研究［J］．社会保障研究，2022（03）：46–62.

［56］黄德荣，王桂杰，王健，等．城乡居民医保整合对农村中老年人心理健康的影响［J］．中国卫生事业管理，2024，41（05）：518–522.

［57］李华，李志鹏．城乡居民医保整合缓解农村因病致贫了吗［J］．现代经济探讨，2021（07）：31–39.

［58］高树棠，陶玉玲．城乡居民医保整合对农村家庭的减贫长效作用［J］．中国沙漠，2024，44（02）：220–230.

［59］方迎风，周辰雨．健康的长期减贫效应——基于中国新型农村合作医疗政策的评估［J］．当代经济科学，2020，42（04）：17–28.

［60］丁宁，黄大强．乡村振兴背景下贫困户脱贫后防返贫机制分析［J］．武汉商学院学报，2021，35（06）：67–72.

［61］张欣入，吴宏洛．乡村振兴背景下防范农村低收入人口返贫路径探究［J］．长春理工大学学报（社会科学版），2023，36（04）：

27–34.

[62] 张来明，李建伟 . 促进共同富裕的内涵、战略目标与政策措施 [J]. 改革，2021 (09)：16–33.

[63] 王卓，徐杰 . 面向共同富裕的相对贫困治理研究——基于积极社会政策视角 [J]. 西北师大学报（社会科学版），2022，59 (03)：20–29.

[64] 周云波，王辉 . 共同富裕目标下相对贫困治理长效机制构建研究 [J]. 长白学刊，2022 (06)：20–32.

[65] 杨帆 . 共同富裕导向下相对贫困治理的长效机制构建 [J]. 社会保障评论，2023，7 (06)：124–136.

[66] 张等文，陶苞朵 . 以相对贫困治理推进共同富裕的作用机理与现实进路 [J]. 求实，2023 (05)：59–71.

第三章

我国医疗保障防返贫政策分析

贫困是大多数国家共同面对的难题，到2030年消除各种形式的贫困是各国共同确定的人类可持续发展的首要目标[1]。实现全面消除绝对贫困的伟大目标后，我国扶贫事业进入以相对贫困、精神贫困、次生贫困等为治理重点的“后扶贫时代”[2]。在后扶贫时代的背景下，医疗保障贫困治理已顺利从脱贫攻坚阶段过渡到助力乡村振兴的全新发展阶段。在此过程中，贫困治理政策的宏观环境与战略目标均呈现出显著的转变态势。面对这一形势，需要以高度的责任感和紧迫感，着力解决脱贫攻坚阶段所遗留的诸如过度资源依赖、待遇保障中的“悬崖效应”等关键问题，以确保医疗保障贫困治理工作能够持续、健康地推进[3]。为构建针对新型贫困形态的医疗保障防返贫长效机制，确保医疗保障脱贫成果的稳定性和持久性，有效防范因病致贫返贫风险，进而深入推动乡村振兴战略的实施，2021年1月，国家医保局联合国家卫生健康委、财政部等部门印发《关于巩固拓展医疗保障脱贫攻坚成果　有效衔接乡村振兴战略的实施意见》，各省积极响应国家政策，结合本地实际，制定并实施了一系列具体的政策措施。2022年11月，国家医保局联合多部门印发《关于坚决守牢防止规模性返贫底线 健全完善防范化解因病致贫返贫长效机制的通知》，其中提出“确保应保尽保，守牢不发生规模性返贫底线”。可见，医疗保障作为降低民众健康冲击风险、提升人民健康水平的一项重要制度，是我国在后扶贫时代巩固精准扶贫成果的长效战略。

政策作为对价值和资源的权威分配手段，通过运用多元化的政策工具，将有限资源合理分配给各政策主体，以实现既定的政策目标[4]。政策工具的选择是政府治理方式的直接体现，对于政策目标能否达成及其达成程度具有深远影响。通过对政策文本的量化分析，能够准确地把握政策发展的脉络与未来趋势，同时深入理解政策在资源配置过程中所追求的核心目标以及为实现这些目标所采取的具体工具。这种分析有助于更加清晰地认识政策制定的逻辑与导向，为政策评估与优化提供科学依据。

本章基于政策文本，构建了一个涵盖目标、工具和协同三个维度的分析框架，目的在于深入剖析医疗保障贫困治理政策的构建规律，揭示新时期政策转型所面临的挑战与可优化之处，为进一步完善医疗保障政策，有效衔接乡村振兴战略提供科学依据。

第一节 分析框架与方法

一、政策来源

（一）政策文本检索范围

以中央和省级层面医疗保障扶贫政策作为研究对象，确定的检索时间范围为脱贫攻坚结束后 2020 年年底至 2024 年 7 月。政策文本主要来源于四个渠道：一是“北大法宝”，它是目前国内成熟、专业、先进的法律法规检索系统；二是国务院、国家医保局以及各省医保局、社保局、人社局官网的政策文件；三是用中国知网数据库政府文件功能进行检索；四是对我国有关医疗保障的文献进行检索，从检索的相关文献内容中收集相关政策。

（二）政策文本检索规则

数据检索包含“医保”“防返贫”两个核心概念，为了尽可能保障政策的查全率，为后续分析提供基础，同时考虑到核心概念的同义词和近义词情况及各个政策来源数据库的检索方式设置，采用以下检索规则：第一，在“北大法宝”的中央法规数据库中进行全文检索，以同段中同时出现返贫（防止返贫、贫困、脱贫）、医保（医疗保障、医疗保险）为检索命中规则；第二，国务院、国家医保局以及各省医保局、社保局、人社局官网的政策文件，以全文中同时出现防返贫（防止返贫、贫困、脱贫）、医保（医疗保障、医疗保险）为检索命中规则；第三，在中国知网数据库政府文件中进行检索，检索方法为标题“防返贫（防止返贫）”并含“医疗保障”或者“医疗保险”；第四，对医保扶贫相关文献进行检索，检索策略为“（篇关摘 = 医保）OR（篇关摘 = 医疗保险）OR（篇关摘 = 医疗保障）AND（篇关摘 = 防返贫）OR（篇关摘 = 贫困）”，从有关文献中对相关政策进行收集和查漏补缺。

（三）政策文本的筛选结果

首先，选择高度相关的政策，一段中同时包含“医疗保障”以及“返贫”，确保政策内容紧扣主题。其次，考虑政策的时效性。对撤销和废止的政策不予考虑；如果有些政策文本在实施过程中被修正或修订，则选取最新的政策作为研究对象。最后，进行关联度清洗，通过逐篇全文浏览人工判读的方式，剔除与研究主题关联度不大的政策，本章的地方性政策仅选择专项政策。按照以上政策文本的检索范围、检索规则和筛选标准，最终获得 29 项有效政策样本用于文本内容挖掘。

二、分析框架

根据以往研究及医疗保障防返贫的特征，构建了一个包含“政策目标 – 政策工具 – 政策主体协同”的三维分析框架，旨在深入探讨医疗保障贫困治理在脱贫攻坚与乡村振兴两大战略背景下的政策转型及其特征。在衔接过渡的关键阶段，政策转型主要受到脱贫攻坚与乡村振兴两大战略衔接转化的全局性指导影响，各省份积极响应，通过转发中央政策或依据其精神制定地方文件，确保前后政策阶段的有机衔接与顺畅过渡。

（一）政策目标维度

医疗保障的核心理念在于与医疗、民政等相关部门紧密合作，强化因病返贫致贫风险防范处置，全面巩固“基本医疗有保障”成果，更好发挥医疗保障制度助力乡村振兴的积极作用，保障脱贫人口或边缘户不因病致贫返贫。政策目标主要包括五点：一是加大疾病预防力度，维持健康资本，包括增强公众健康意识以及加强疾病预防与筛查；二是建立动态监测机制，主动发现其疾病支出性风险，包括数据收集与分析、预警与响应[5]；三是实现医疗保障制度的全覆盖，包括提升贫困人口医保参保率、缩小城乡医保差距；四是提升服务能力，包括经办管理服务能力、基金管理服务能力、医疗服务能力；五是完善脱贫人口待遇保障，包括加大脱贫人口倾斜力度、健全精准帮扶机制。政策目标内容和解释如表 3-1 所示。

表 3-1　医疗保障防返贫政策目标

目标	目标内容	解释
加大疾病预防力度	增强公众健康意识	通过健康教育和宣传，提高公众对健康生活方式和预防疾病的重要性认识
	加强疾病预防与筛查	推广常见病和慢性病的早期筛查和预防措施，降低疾病发生率

续表

目标	目标内容	解释
建立并完善动态监测预警机制	数据收集与分析	建立全面的数据收集系统，对医保相关数据进行实时监测和分析
	预警与响应	设立预警机制，及时发现和应对可能导致贫困的医疗支出问题
实现医疗保障制度的全覆盖	提升贫困人口医保参保率	提供经济补助和政策支持，确保贫困人口都能参加医疗保险
	缩小城乡医保差距	通过政策调整和资源投入，减少城乡居民在医保服务和待遇上的差异
提升服务能力	经办管理服务能力	提高医保经办机构的管理和服务水平，确保医保政策的高效执行和服务质量
	基金管理服务能力	完善医保基金管理，确保基金使用的透明性和安全性
	医疗服务能力	增强医疗机构和医务人员的服务能力，提高医疗服务质量和效率
完善脱贫人口待遇保障	加大脱贫人口倾斜力度	为脱贫人口提供更多的医疗保障和补助，确保其基本医疗需求得到满足
	健全精准帮扶机制	建立针对脱贫人口的精准医疗帮扶机制，提供个性化的医疗服务和支持

（二）政策工具维度

本章采用已被广泛应用于我国各领域政策文本研究的罗斯韦尔和泽福德的三分类方法，将政策工具分为供给型政策、环境型政策和需求型政策三类[6]。在对政策工具维度中次级维度的选择上，学者们的主张略有不同，本研究整合并借鉴学者们的研究经验，将医疗保障防返贫政策的政策工具维度划分为以下方面：在防返贫政策工具的应用中，供给型政策工具以其对医疗保障防返贫的显著推动力为特点，通过直接供给包括资金支持、人才培养、基础设施、信息支持、兜底保障、支付方式等在内的多种资源，有效促进了农村地区的防返贫。与此同时，需求型政策工具则侧重于对防返贫工作的拉动力，通过降低就医成本、提升保障水平、扩大覆盖范围、社会力量参与等措施，有效减少了过程中的阻碍，并持续激发了服务对象的需求活力。此外，环境型政策工具具体措施涵盖目标规划、规范监管、政策协同、政策宣传等方面。政策工具具体含义如表 3–2 所示。

表 3–2　医疗保障防返贫政策工具

类型	政策工具	解释
供给面	资金支持	通过加大医疗救助资金投入，倾斜支持重点地区，确保经三重制度支付后个人负担仍然较重的群体获得倾斜救助，从而减轻因病返贫致贫风险
	人才培养	通过提升农村地区经办管理服务能力、加强基层医疗卫生机构能力建设和引导医疗卫生资源下沉等方式，培养和发展医疗领域的人才队伍，提高农村医疗保障和健康管理水平
	基础设施	完善交通、水利、能源、通信等基础设施建设，为贫困地区提供稳定的发展支撑，确保搬迁群众稳得住、有就业、逐步能致富
	信息支持	通过建立健全信息系统、监测平台、数据共享机制等，确保政策实施过程中的信息获取、分析、利用与共享，以提升政策执行效率和精准度

续表

类型	政策工具	解释
供给面	兜底保障	通过完善救助机制和资金投入，特别针对医疗救助对象中的困难群体，提供倾斜性支持和救助，确保他们不因医疗费用过高而陷入贫困或返贫
	支付方式	通过调整医保资金支付方式（如预付、后付、按项目付费、按人头付费等）来影响医疗机构和医生的行为，进而控制医疗费用、提高医疗服务质量、促进合理诊疗和有序就医
	公共服务	医疗保障防返贫政策公共服务通过综合措施和服务体系，有效防止因病致贫返贫，保障困难群众医疗需求
环境面	目标规划	通过明确的政策目标和规划，确保政策有效实施和达成预期效果，特别是在医疗救助、防范因病返贫致贫、提升农村医疗保障和医疗服务质量等方面
	规范监管	通过建立和完善医保智能监管、信用管理、综合监管等制度，以及跨区域医保管理协作协查机制，来规范医疗服务行为，确保医保基金安全有效使用
	政策协同	强调不同部门在政策制定、实施和监测过程中，通过信息共享、责任明确和协同合作，确保政策目标的实现和资源的有效整合
	政策宣传	通过加强政策解读、宣传引导，提高公众对医疗保障政策的理解和认知，营造良好的舆论氛围，从而确保政策的有效实施和落地
	基金监管	加大贫困地区基金监管力度，着力解决贫困人口住院率畸高、小病大治大养及欺诈骗保问题。加强和规范协议管理，强化异地就医监管
需求面	降低就医成本	通过药品集中采购、医保目录调整、医保协议管理、支付方式改革等手段，有效控制医疗费用，减轻患者就医负担

续表

类型	政策工具	解释
需求面	提升保障水平	通过加大医疗救助资金投入、建立长效机制防范因病返贫致贫、提升经办管理服务能力等措施，确保农村低收入人群能够享受到更高水平的医疗保障，降低因病致贫返贫的风险
	扩大覆盖范围	通过政策手段增加医疗救助的受益人群，确保更多人能够享受到医疗救助的福利，特别是针对农村低收入人口和因病返贫致贫风险较高的人群
	社会力量参与	在医疗救助和医疗保障体系中，鼓励和支持商业健康保险、医疗互助、慈善救助等社会力量的发展，以形成对基本医疗保障的有益补充

（三）政策主体协同维度

在深入探讨主体协同时，须强调各政策主体之间的明确分工与紧密协作的重要性。识别特定工作的参与主体，而且更加关注确立这些参与主体之间的责任、权利与义务关系。协同的维度广泛，既涵盖了政府政策系统内多个主体（部门）之间的协同，也包括了政策系统与外部社会力量之间的协同互动。随着防返贫工作的不断深化，特别是在乡村振兴这一关键时期，政策系统内外部各主体间的协作对于实现政策目标的重要性愈发凸显，成为推动治理成效提升的关键因素。本章基于协同主体、协同内容、协同机制三个层次，对医疗保障贫困治理中各政策部门间及政策主体与外部社会力量的协作关系进行了深入分析。协同主体指的是在政策文本中明确指定的，负责具体任务的一个或多个部门；协同内容则是指那些需要跨部门协调与配合的工作任务；协同机制则建立在上述两者基础之上，通过政策文本明确界定各政策主体在完成任务或实现目标过程中的分工协作关系。

为深入揭示政策各维度之间的内在关联，并更加系统地呈现政策内容及其动态演化特征，本研究从多维度视角展开全面分析。首先，以政策目标与政策工具的二维视角为切入点，系统梳理和探讨乡村振兴阶段政策目标实现过程中，政策工具的具体运用特征及其表现形式，分析工具选择的差异化特征及其对目标达成的支持机制。其次，从政策目标与政策协同的二维框架入手，重点研究政策目标实现过程中，不同协同主体在任务分工与职能协作方面的角色定位、协同任务的设置逻辑以及各协同主体间关系的构建与运行路径。同时，进一步剖析政策协同过程中可能形成的动态互动模式，力求从多层次、多角度解析政策实践背后的运行机制及其演化路径，全面呈现政策目标实现的深层逻辑与推进过程。

三、分析方法

本章以医疗保障贫困治理政策的三维分析框架为基础，借助 NVivo12 Plus 软件对政策文本进行了系统化的编码处理和深入解读。在编码过程中，严格遵循预设的分析框架与标准化操作流程，将政策文本中的具体内容作为核心分析单元，并按照“政策编号—章节号—内容单元”的分层标准，对条款内容进行精确标注与分类，如表 3–3 所示。针对单条政策内容可能同时涉及多个编码要素的情况，为保证分析的全面性与准确性，研究采取了多重编码的方法，以实现对政策内容多维度、多层次的综合呈现。在协同维度的分析环节中，对政策文本中涉及的协同内容进一步细化，将其按照协同主体、协同内容与协同机制三大类别进行赋值分类，同时沿用标准化的编码方法对协同相关内容展开处理与分析。在完成政策文本的编码工作后，依据三维分析框架对各类别的编码结果进行了系统整理与归类。为更深入地揭示政策文本的特征，统计了不同维度下编码结果的频次和数量分布特征，并结合分布特性进行了详尽的归纳与分析。通过对频次的精确计算与量化研究，本研究不仅为政策文本内容的定性分析提供了量化支撑，还进一步揭示了医疗保障贫困治理政策中工具使用与协同运作的深层规律，为后续政策优化提供了重要的研究依据。

表 3–3　政策文本内容分析单元

政策编号	政策标题	内容分析单元	编码
1	关于坚决守牢防止规模性返贫底线健全完善防范化解因病返贫致贫长效机制的通知	一、确保应保尽保，守牢不发生规模性返贫底线	1–1–1
		三、健全完善防范化解因病返贫致贫监测预警机制 做好高额医疗费用负担患者监测预警，是精准排查返贫致贫风险的重要支撑	1–3–1
		四、常态化做好监测预警人员综合帮扶 按照“缺什么补什么”的原则，对符合救助条件的高额医疗费用负担患者统筹实施三重制度综合保障	1–4–1

续表

政策编号	政策标题	内容分析单元	编码
2	关于健全重特大疾病医疗保险和救助制度的意见	二、科学确定医疗救助对象范围 （一）及时精准确定救助对象。医疗救助公平覆盖医疗费用负担较重的困难职工和城乡居民，根据救助对象类别实施分类救助	2–2–1
		三、强化三重制度综合保障 （二）确保困难群众应保尽保。困难群众依法参加基本医保，按规定享有三重制度保障权益	2–3–2
…	…	…	…
29	西藏自治区关于健全防止返贫动态监测和帮扶机制的工作方案	三、监测对象及范围 （二）监测范围。收入计算方面，参照其履行认定程序前 12 个月内家庭成员收入的总和计算年人均纯收入	29–3–2
		五、帮扶措施 （一）巩固拓展“三保障”成果。紧盯“两不愁三保障”和饮水安全保障动态出现的薄弱环节	29–5–1

第二节　结果分析

一、政策目标维度

政策目标的科学设定在很大程度上决定了政策实施的方向性和最终

的实际成效，因此，对各类政策目标的设定逻辑及其频次分布特征进行深入探讨，有助于更全面地把握政策的核心关注点与发展导向。从总体布局来看，政策目标涵盖了从疾病预防到保障体系完善，再到服务能力提升的多个层面，充分反映出政策制定者对防止因病返贫问题的系统性与综合性考量。这种全方位的设计彰显了医疗保障防返贫政策的战略性与前瞻性。然而，通过对具体领域目标分布情况的进一步分析可以发现，目标在不同领域的覆盖程度上仍然存在一定的结构性不平衡，部分重要目标的关注力度相对较弱。对此，未来的政策优化工作应更加注重平衡资源分配和目标设定，确保各领域政策目标能够协同发力，实现防返贫的全面性与有效性。政策目标视角频次分布如表 3-4 所示。

表 3-4　政策目标视角频次分布

目标	目标内容	频次	比例(%)
加大疾病预防力度	增强公众健康意识	2	40.00
	加强疾病预防与筛查	3	60.00
合计		5	100.00
建立并完善动态监测预警机制	数据收集与分析	18	42.85
	预警与响应	24	57.14
合计		42	100.00
实现医疗保障制度的全覆盖	提升贫困人口医保参保率	29	85.29
	缩小城乡医保差距	5	14.70
合计		34	100.00
提升服务能力	经办管理服务能力	21	43.75
	基金管理服务能力	12	25.00
	医疗服务能力	15	31.25
合计		48	100.00

续表

目标	目标内容	频次	比例（%）
完善脱贫人口待遇保障	加大脱贫人口倾斜力度	19	70.37
	健全精准帮扶机制	8	29.62
合计		27	100.00

在医疗保障防返贫政策中，加大疾病预防力度的目标频次较低，合计仅为5次。这反映出虽然疾病预防是预防贫困返贫的基础性措施，但其在当前政策中的重视程度不够。疾病预防的低频次意味着政策在落实疾病预防与筛查、增强公众健康意识等方面的力度仍需加强。对于防返贫的目标来说，疾病预防能够通过减少重大疾病的发生来降低贫困风险，因此未来的政策应该进一步加强这一领域的工作，特别是在农村和偏远地区，加强对疾病的早期筛查和预防，减少因病致贫、返贫的可能性。

建立并完善动态监测预警机制在医疗保障防返贫政策中具有较高的频次，合计为42次，显示出其在政策中的重要性。动态监测预警机制的高频次反映出政策制定者对于及时发现和应对因病返贫风险的重视。这一机制可以通过实时数据的收集和分析来识别潜在的贫困风险，并及时采取干预措施，避免小问题演变为大困境。然而，尽管这一目标的频次较高，在实际操作中可能仍面临技术和资源的挑战，比如数据的及时性、准确性和基层机构的能力建设等。因此，未来政策应继续加强数据管理技术的应用和基层医疗机构的能力建设，以确保监测和预警机制的有效运行。

在防返贫政策中，实现医疗保障制度的全覆盖是一个重要目标，频次为34次。提升贫困人口医保参保率（29次）是核心内容，说明政策的一个重点是确保更多贫困人口能纳入医保体系。这对于防止因病返贫至关重要，特别是在社会经济状况不稳定的时期，医疗保障的覆盖面扩展可以有效降低贫困人口的经济压力。缩小城乡医保差距的频次为 5 次，这反映出在缩小城乡差距方面，当前政策可能仍有进一步优化的空间。虽然参保率的提升能够扩大保障覆盖面，但如果城乡医保差距未能有效缩小，农村地区的贫困人口可能仍面临医疗服务供给需优化的问题。因此，未来政策应加大对农村医疗资源的投入，进一步缩小城乡差距，确保医疗保障的公平性和普惠性。

提升服务能力这一目标在防返贫政策中的频次为 48 次，显示出政策对医疗服务和管理能力提升的重视。经办管理服务能力（21 次）、基金管理服务能力（12 次）和医疗服务能力（15 次）共同构成了提升服务能力的核心内容。政策中对于经办管理服务能力和基金管理服务能力的重视表明，医保资金的高效管理和使用对防止返贫具有重要意义。医疗服务能力的频次相对较低（15 次），这反映了在实际政策执行中，提升医疗服务能力的进展仍需加快步伐。特别是在农村和贫困地区，医疗服务能力的不足可能直接影响政策的实施效果。因此，未来政策应更加注重提高基层医疗机构的服务水平和能力建设，通过增加医疗资源的投入和加强医务人员的培训，确保贫困人口能够获得高质量的医疗服务，减少因医疗服务不足导致的返贫风险。

完善脱贫人口待遇保障的频次为 27 次，主要体现在加大脱贫人口倾斜力度（19 次）和健全精准帮扶机制（8 次）两个方面。这一目标显示出政策在防返贫过程中，继续对脱贫人口提供差异化保障的重要性。加大倾斜力度的高频次表明，政策希望通过给予脱贫人口更多的政策倾斜，来防止他们因病返贫。健全精准帮扶机制的频次较低（8 次），反映了在实际操作中，针对个别脱贫人口的具体帮扶措施还需进一步完善。精准帮扶是确保脱贫人口不返贫的重要手段，未来政策应进一步完善这一机制，通过持续的监测和跟踪，提供针对性更强的帮扶措施，以防止脱贫人口因疾病或其他突发状况再次陷入贫困。

综合来看，医疗保障防返贫政策的目标体系在总体上是全面且多维的，涵盖了从疾病预防、动态监测、保障覆盖到服务能力提升和待遇保障等各个方面。但从数据的频次分布可以看出，疾病预防、缩小城乡差距、医疗服务能力提升在政策实施中仍存在一些不足，可能导致政策在某些领域的落实效果不如预期。为了更好地实现防返贫的长期目标，政策制定者需要进一步加强这些领域的措施，特别是在基层医疗服务能力建设、城乡医疗差距缩小以及精准帮扶机制完善方面，确保政策能够全面覆盖并有效执行，从而实现持续的防返贫目标。

二、政策工具维度

本节主要对医疗保障防返贫政策工具的总体构成情况进行系统分析。通过对所选政策文本的深入研究，可以发现供给型、环境型、需求型等多种政策工具均被应用于防止因病返贫的政策设计中。这些工具涵盖了多个维度，从直接的资源提供到环境的优化，再到需求的满足，各类政策工具共同作用，为防返贫目标的实现提供了坚实的保障。然而，尽管工具的多样性丰富了政策的实施手段，但在使用中仍存在不均衡的问题，部分工具的作用可能未能充分发挥。应用最多的为环境型工具，共使用 118 次，占比 39.86%；其次为供给型工具的使用，共 93 次，占比

31.41%；而运用次数最少的是需求型工具，共85次，占比28.71%。政策工具视角频次分布如表3-5所示。

表3-5　政策工具视角频次分布

工具	工具内容	频次	比例（%）
供给型工具	资金支持	9	9.68
	人才培养	11	11.83
	基础设施	7	7.53
	信息支持	25	26.88
	兜底保障	19	20.43
	支付方式	7	7.53
	公共服务	15	16.13
合计		93	100.00
环境型工具	目标规划	27	22.88
	规范监管	23	19.49
	政策协同	31	26.27
	政策宣传	25	21.19
	基金监管	12	10.17
合计		118	100.00
需求型工具	降低就医成本	11	12.94
	提升保障水平	29	34.12
	扩大覆盖范围	29	34.12
	社会力量参与	16	18.82
合计		85	100.00

首先，环境型工具在医疗保障防返贫政策中的作用主要体现在政策实施的外部环境塑造和管理协调方面。政策协同（26.27%）作为环境型工具中频次最高的部分，显示了在防止因病返贫的过程中，各相关部门

之间的协调合作至关重要。医保、卫生、财政等部门的密切配合，不仅能有效整合资源，避免重复投入，还能通过协同效应提升政策执行的整体效能。例如，医保部门可以与卫生部门合作，确保贫困人口在生病时能够及时获得必要的医疗服务，而财政部门则提供资金支持，确保政策的顺利实施。目标规划（22.88%）的高频次反映出政策制定过程中设定明确、具体的目标对政策实施效果的影响重大。明确的目标不仅为政策执行提供了方向，还为后续的评估和调整提供了标准。通过对目标的合理规划，可以确保政策的执行始终围绕防止因病返贫这一核心任务展开。与此同时，目标规划也能够帮助政府在政策实施过程中发现潜在问题，并及时做出调整，确保政策的长期有效性。政策宣传（21.19%）则在环境型工具中扮演了至关重要的角色。通过有效的宣传，政府可以提高公众对医疗保障防返贫政策的认识和理解，进而增强政策的执行力和参与度。尤其是在偏远和贫困地区，政策宣传的到位与否直接影响到当地居民的参保意识和医疗保障的覆盖面。通过广泛的宣传教育，能够减少信息不对称，确保政策受益群体能够充分利用政策资源，避免因信息不畅导致的政策执行不到位。规范监管（19.49%）和基金监管（10.17%）在环境型工具中的重要性也不容忽视。规范监管确保了政策执行的规范性和公正性，防止资源的滥用和腐败现象的发生，而基金监管则保障了医保资金的安全和高效使用。在医疗保障防返贫政策的实施过程中，资金的有效管理和监督是确保政策目标达成的关键。通过健全的监管机制，可以提高政策执行的透明度，增强公众的信任度，进而促进政策的可持续性发展。

供给型工具在医疗保障防返贫政策中的作用可以被理解为基础设施和资源的直接投入。这些工具的目的是通过提供必要的物质支持和服务来建立和巩固医疗保障体系，从而减少因病致贫、返贫的风险。在供给型工具中，信息支持（26.88%）的高频次表明，政策制定者高度重视医疗保险信息系统的建设与完善。准确的数据信息不仅有助于监测和分析医疗保障的覆盖面和效果，还能为政策的调整和优化提供依据。在防止因病返贫的过程中，信息的及时传递和共享可以帮助识别潜在的贫困风险，并及时采取干预措施，避免因信息滞后导致的政策空档或资源错配。兜底保障（20.43%）作为第二大频次的供给型工具，其主要目标是为最贫困、最脆弱的人群提供最低限度的医疗保障。这意味着即使在最不利的经济条件下，贫困人口仍能获得基本的医疗服务，避免因高昂的医疗费用陷入新的贫困。这一工具体现了政府在防止因病返贫中的最后一道防线，确保所有人群都能享受到基本的医疗保障，不会因疾病而再度陷入贫困。公共服务（16.13%）和人才培养（11.83%）的高频次也反映了政策对医疗服务质量和人力资源的重视。公共服务的加强意味着政府在医疗保障防返贫政策中承担了更为积极的角色，不仅提供直接的服务支持，还通过政策引导和资源分配，确保医疗服务的公平性和可及性。人才培养则侧重于提升医疗服务的质量，通过开展培训和教育活动，提升医务人员的专业素质，使其能更好地服务于贫困人口，降低因服务质量欠佳导致的因病致贫、返贫风险。相比之下，资金支持（9.68%）和基础设施（7.53%）虽然在频次上相对较低，但它们依然是政策实施的基石。资金的投入直接影响到政策的可持续性和覆盖面，而基础设施的建设则是确保医疗服务能够顺利开展的物质保障。尤其是在贫困地区，基础设施的改善可以大大提高医疗服务的可及性，从根本上缓解医疗资源不平衡的问题。支付方式（7.53%）的相对较低频次可能反映了目前在医保支付方式的创新和优化方面还有待加强。支付方式的多样化和合理化是确保医保资金高效运作的关键，也是降低个人医疗支出的重要手段。在未来的政策调整中，支付方式的改革和优化可能会成为一个更加重要的议题。

需求型工具在医疗保障防返贫政策中的作用主要体现在满足贫困人口的实际医疗需求，确保他们在需要时能够获得足够的医疗保障。提升保障水平（34.12%）和扩大覆盖范围（34.12%）是需求型工具中最为核心的部分。这一工具的高频次出现反映了政策制定者对保障医疗服务质量和扩大医疗保障覆盖面的高度重视。在防止因病返贫的过程中，提升保障水平能够直接影响到贫困人口的健康状况和生活质量，而扩大覆盖范围则确保更多的人群能够享受到医疗保障政策的益处，尤其是那些位于贫困线附近的边缘群体。社会力量参与（18.82%）的频次虽然不及前两者，但它在政策工具体系中的作用同样至关重要。社会力量的广泛参与可以为政策实施带来更多的资源和支持，尤其是在一些偏远和资源匮乏的地区，社会组织和企业的参与能够弥补政府资源的不足，提供更加多样化的服务。通过引入社会力量，政府可以实现政策的多元化执行，形成政府与社会合作的良性互动，从而进一步降低贫困群体因病致贫、返贫的风险。降低就医成本（12.94%）虽然在需求型工具中的频次最低，但这一工具在防止因病返贫中的作用依然不可忽视。降低贫困人口的医疗支出直接关系到他们的经济负担和生活质量。通过降低医疗成本，政策可以有效减少贫困家庭因高昂的医疗费用而陷入经济困境的风险，从而在源头上遏制因病返贫的发生。在未来的政策优化中，降低就医成本仍将是一个重要的关注点，尤其是在药品价格控制、医保报销比例提升等方面，可能会有更多的政策措施出台。

整体来看，医疗保障防返贫政策的工具选择展示了一个多层次、多维度的政策体系，通过供给型、环境型和需求型工具的综合运用，政策制定者试图从多个方面入手，全面保障贫困人口的医疗权益，防止因病致贫、返贫现象的发生。供给型工具侧重于基础设施建设和直接的资源投入，确保政策实施的物质基础和服务能力；环境型工具则通过协同管理和规范监管，塑造良好的政策实施环境，确保政策的有效执行；需求型工具则直接针对贫困人口的实际需求，确保他们在需要时能够获得足够的医疗保障。这种政策工具的组合不仅反映了政策制定者对贫困治理的深刻理解，也展示了政府在实施医疗保障防返贫政策时的系统性思维和长远眼光。通过供给、环境和需求三个层面的综合考量，政策能够更加全面地应对贫困群体在医疗保障中的多样化需求，同时也为政策的持续优化提供了坚实的基础。未来的政策调整和优化，可以在此基础上进一步加强工具之间的协调和互补，推动政策目标的全面实现。

三、政策主体协同维度

本节将系统分析医疗保障防返贫政策中各主体协同的情况。政策主体的协同是确保政策有效执行的重要保障，不同部门和机构的紧密合作能够最大化政策的效果。从整体上看，政策主体的协同涵盖了多个层面，包括政策制定部门、执行机构、监督机制等多个方面。然而，在具体实施过程中，协同的机制和内容仍然存在不均衡的现象，部分领域的合作力度不足，影响了政策的整体执行效果。进一步完善政策主体的协同机制，将是未来提高政策执行力的重要方向。

从表 3-6 中的数据可以看出，政策主体在协同维度中的频次较高，占比达到了 35.29%。这表明在医疗保障防返贫政策的实施过程中，政策制定者重视明确各个参与主体的角色和责任。政策主体的高频次强调了在复杂的贫困治理环境中，明确各部门的责任分工对于政策的成功至关重要。各主体的明确性不仅有助于提高政策执行的效率，还能避免因职责不清而导致的推诿现象和政策落实不力的状况。尽管政策主体的明确性较高，但这一维度仍然面临着一些挑战。例如，政策主体之间的沟通和协调可能不足，尤其是在涉及多个部门的复杂任务时，如果缺乏有效的协调机制，即使政策主体明确，也可能因为执行中的不一致性而影响整体政策效果。不同政策主体在实际执行中可能面临资源分配不均问题。虽然主体明确，但在实际操作中，各主体是否能够获得足够的资源和支持来履行其职责是一个值得关注的问题。如果资源配置不合理或不充分，政策主体在执行过程中可能会遇到阻力，进而影响政策的执行效果。因此，在政策设计和实施过程中，除了明确主体之外，还需要确保资源的合理分配和支持，才能真正发挥政策主体的作用。

表 3-6　政策主题协同维度频次分布

政策编号	协同主体	协同内容	协同机制
1-1-2	1	1	1
1-3-1	1	1	1
…	…	…	…
29-5-1	0	0	0
合计	24（35.29%）	22（32.35%）	18（26.47%）

协同内容的出现频次为 22 次，占比 32.35%，表明各政策主体之间的协同内容在政策执行中具有重要地位。在医疗保障防返贫政策中，协

同内容的高频次反映了政策制定者对部门间合作的重视，特别是在信息共享、资源整合和任务协同等方面的实践。协同内容的具体实施确保了各部门能够在明确职责的基础上，实现资源的高效利用和政策目标的一致性。这种协同不仅限于医疗部门，还包括财政、民政等多个相关部门的参与，从而形成了一个多部门、多层次的合作网络。尽管协同内容的比例较高，但在实际操作中，各部门间的协同内容仍可能面临实施细节上的挑战。例如，不同部门的工作重点和资源分配可能存在差异，这会导致在实际协同过程中出现优先级不一致或协同效率不高的问题。此外，部门间的协同在信息共享、数据比对和反馈机制等方面的深入性和及时性仍然有待加强。如果这些方面得不到有效改进，协同内容的执行可能会面临障碍，影响政策整体目标的实现。因此，在未来的政策优化中，需要进一步明确和细化协同内容，确保各部门之间的合作更加紧密、有效，特别是在处理复杂的跨部门任务时，确保信息的实时共享和反馈机制的畅通。

协同机制的频次为 18 次，占比 26.47%，这是三个子维度中频次最低的部分。这表明在医疗保障防返贫政策的实施过程中，协同机制的建设和完善还需进一步加强。协同机制是保障各部门主体之间有效合作的基础，没有良好的协同机制，各主体和协同内容即使明确，也可能因为缺乏操作性而无法落到实处。协同机制的缺失或薄弱可能导致政策执行过程中各部门之间沟通不畅、执行不一致，甚至可能出现推诿责任的现象。协同机制的低频次反映了当前政策在制度化和规范化方面需进一步完善。这可能包括构建明确的合作流程、健全协调会议机制、完善信息反馈机制等问题。比如，在面对突发公共卫生事件或贫困群体的紧急医疗需求时，如果没有高效的协同机制，各部门可能难以迅速响应和协调，从而影响政策的及时性和有效性。因此，在未来的政策设计中，应加强协同机制的建设，制定明确的跨部门合作流程和规范，建立定期的沟通和反馈机制，以确保政策能够在多部门的协作下高效执行。

从整体数据来看，政策主体协同在医疗保障防返贫政策中占据了重要地位，但不同子维度的分布情况也反映出当前政策执行工作仍存在可提升空间。政策主体和协同内容的高频次表明，在政策设计中已经认识到明确职责和加强合作的重要性。协同机制的低频次则反映了政策在实际执行过程中可能面临的操作性问题。没有强有力的协同机制支撑，政策主体和协同内容的落实将难以达到预期效果。未来的政策优化应更加关注协同机制的建设，确保各主体和内容的协同能够有序、有效地进行。这不仅需要在政策设计时明确协同的内容和流程，还需要在实施过程中建立健全的制度化机制，确保各部门能够在明确的规则和程序下开展合作。此外，政策制定者还应关注各主体在实际操作中的资源分配和支持，确保各部门在协同工作中拥有足够的资源和能力来履行其职责。总之，医疗保障防返贫政策中的主体协同是实现政策目标的重要保障，未来需要进一步完善协同机制，加强各部门之间的有效合作，确保政策的全面实施和长效发展。

四、工具－目标维度

“工具－目标”分析揭示了在医疗保障防返贫政策框架下，各类政策目标是如何通过不同政策工具的组合得以实现的。通过表 3–7 中的数据可以看出，不同政策目标的实现路径表现出显著的差异性，各类政策工具在达到特定目标时的使用频率及其占比也反映了政策制定过程中对重点领域的关注以及策略取舍的具体表现。整体来看，这种差异不仅体现了政策工具与目标之间的匹配关系，也反映了政策制定者在资源配置和优先事项上的深思熟虑。从不同政策工具的使用情况来看，其频次和比重的分布能够进一步揭示各类工具在实现特定目标过程中的实际作用与适用性。

表 3–7　工具 – 目标二维分析表

政策目标	加大疾病预防力度		建立并完善动态监测预警机制		实现医疗保障制度的全覆盖		提升服务能力		完善脱贫人口待遇保障	
政策工具	频次	比例	频次	比例	频次	比例	频次	比例	频次	比例
供给型	1	33.33	25	62.50	0	0	32	100	9	52.94
环境型	0	0	12	30.00	0	0	0	0	0	0
需求型	2	66.66	3	7.50	25	100	0	0	8	47.05

对于加大疾病预防力度这一目标，供给型工具和需求型工具均有涉及，分别占比 33.33% 和 66.66%。这表明，在防返贫政策中，疾病预防更多依赖于需求型工具，通过需求侧的措施，比如提升公众的健康意识和增加疾病预防的覆盖面，来减少疾病发生的风险。供给型工具的使用频次较低，可能表明在具体实施中，政策在疾病预防的资源投入上仍需加大。这可能导致实际的疾病预防效果受到限制，尤其是在资源相对匮乏的农村地区，疾病预防的力度和效果可能无法达到预期。因此，未来的政策应更加平衡供给型和需求型工具的使用，加强在疾病预防方面的

资源投入，确保从源头上减少因病返贫的风险。

建立并完善动态监测预警机制这一目标主要依赖供给型和环境型工具，其中供给型工具占比62.50%，环境型工具占比30.00%。这显示了政策制定者对数据收集、分析，以及建立预警和响应机制的重视。通过供给型工具的高频次使用，政策强调了在监测和预警过程中，信息技术和基础设施建设的关键作用。环境型工具的使用比例相对较低，可能反映了在实际执行中，还需加强对环境要素（比如政策环境、法律法规）的重视，这可能影响到动态监测预警机制的全面性和响应速度。因此，未来的政策应在保持供给型工具的基础上，进一步加强环境型工具的运用，完善监测机制，确保能够及时、准确地识别和应对贫困风险。

对于实现医疗保障制度的全覆盖这一目标，完全依赖需求型工具，占比100%。这一现象表明，政策在扩大医疗保障覆盖面时，主要通过需求侧的措施来实现，例如提高参保率和减少贫困人口的医疗费用负担。供给型和环境型工具的缺失可能意味着在资源配置和制度保障方面仍存在可优化之处，可能导致医疗保障覆盖的实际效果受到制约。尤其是在农村和边缘贫困地区，除了依赖需求型工具，还需要供给型工具的配合，例如增加医疗资源投入，改善医疗基础设施，以确保医疗保障的真正全覆盖。

提升服务能力目标几乎完全依赖供给型工具，占比100%。这反映了政策在提高服务能力时，主要通过增强医疗机构的硬件设施、提升医务人员素质，以及优化服务流程等手段来实现。在政策实施进程中，对单一工具的侧重，可能会导致工具运用的均衡性受到潜在影响。特别是在现代医疗服务中，除了供给型工具外，还需要环境型工具的支持，如政策监管、服务标准制定等，以确保服务能力的持续提升。因此，未来的政策应考虑将环境型工具和需求型工具纳入提升服务能力的框架中，以实现更加均衡和有效的服务能力提升。

在完善脱贫人口待遇保障这一目标上，供给型工具和需求型工具分别占比 52.94% 和 47.05%。这表明政策在保障脱贫人口待遇时，通过供给型和需求型工具的结合，既关注资源的直接投入，如医疗补贴、救助金发放等，也关注需求侧的具体需求，如精准帮扶机制的实施。环境型工具的缺失可能反映出在法律保障、政策协同等方面仍存在可进一步完善的空间，这可能导致政策实施中的长效机制的构建面临阻碍。因此，未来的政策应更加注重环境型工具的作用，通过法律和制度保障的完善，来支持供给型和需求型工具的有效实施，确保脱贫人口待遇保障的可持续性和稳定性。

从以上分析可以看出，医疗保障防返贫政策中的政策工具与目标之间存在显著的关联性和依赖性。尽管供给型工具在多个目标中占据主导地位，但其单一依赖的现象也提示了潜在的工具失衡风险。需求型工具在某些特定目标中表现出较强的主导作用，但同样面临着与供给型工具协同不足的问题。环境型工具在整体使用频次上相对较低，这可能导致政策执行中缺乏必要的法律保障和制度支持。因此，为了实现医疗保障防返贫的长期目标，未来政策需要在工具选择上更加均衡，确保供给型、需求型和环境型工具的综合运用，以达到更全面、更有效的政策目标。

五、协同 - 目标维度

“政策主体协同 - 目标”分析揭示了在医疗保障防返贫政策体系中，

各类政策目标的实现高度依赖于不同部门之间的协作。这种协作不仅体现在部门间的责任划分上，还包括具体协作内容的规划与协作机制的建设与运行。从表 3-8 中数据可以发现，不同政策目标的实现路径在协同主体、协同内容以及协同机制这三个维度上表现出明显的差异性。这种差异反映了政策制定者在面对不同目标时，因目标特性而采取的多样化协作策略。

表 3-8 协同 - 目标二维分析表

政策目标	加大疾病预防力度		建立并完善动态监测预警机制		实现医疗保障制度的全覆盖		提升服务能力		完善脱贫人口待遇保障	
政策主体	频次	比例	频次	比例	频次	比例	频次	比例	频次	比例
协同主体	0	0	21	37.50	0	0	9	40.90	5	50.00
协同内容	0	0	21	37.50	0	0	9	40.90	5	50.00
协同机制	0	0	14	25.00	0	0	4	18.18	0	0

对于建立并完善动态监测预警机制这一目标，协同主体、协同内容和协同机制的频次分别为 21 次（37.50%）、21 次（37.50%）和 14 次（25.00%）。这表明政策制定者高度重视多个部门在动态监测预警机制中的合作，尤其是在明确协同主体和具体协同内容方面。然而，协同机制的频次相对较低，显示出在建立和完善动态监测预警机制时，虽然各部门的协同主体和协同内容明确，但还需一个有效的协同机制来保障这些协同内容的顺利实施。这可能导致在实际操作中，监测和预警系统的运作不够协调，无法充分发挥政策的预期作用。因此，未来政策应进一步加强对协同机制的建设，确保各部门在动态监测预警过程中能够高效合

作，及时应对贫困风险。

提升服务能力目标在协同主体和协同内容方面的频次都为 9 次（40.90%），而协同机制的频次仅为 4 次（18.18%）。这表明在提升服务能力的过程中，政策主要关注于明确协同主体和具体的协同任务。然而，协同机制的低频次提示了一个潜在的问题：虽然各部门的协同责任和内容得到了明确，但若缺乏有效的协同机制可能会导致在执行过程中出现协调不力或执行不到位的情况。这种缺乏机制保障的协同方式可能在短期内影响政策效果，并在长期内影响政策的可持续性。因此，未来在提升服务能力的政策设计中，应更加强调协同机制的建立，确保在实际操作中，各部门能够在一个统一、协调的机制下运作，以提高政策执行的效率和效果。

在完善脱贫人口待遇保障这一目标上，协同主体和协同内容的频次各为 5 次（50.00%），协同机制的频次则为 0 次。这表明政策在目标的实现过程中，主要关注了部门间的协同主体和具体协同内容的设定，对协同机制的关注有待提升。缺乏协同机制可能导致在执行过程中，各部门虽然明确了各自的职责和任务，但在具体的执行环节中，由于缺乏有效的机制支持，可能导致协作不畅或责任不明，进而影响政策的落实和效果。因此，为了确保脱贫人口待遇保障的有效实施，政策制定者应重视协同机制的建设，特别是在涉及多个部门协同工作的复杂任务中，建立一个高效的协同机制至关重要。

总体而言，医疗保障防返贫政策中的政策主体协同在不同目标的实现中表现出一定的差异性。虽然在一些目标（如动态监测预警机制和提升服务能力）中，协同主体和协同内容得到了较为充分的重视，但协同机制的关注仍然是政策执行中一个待强化的环节。缺乏有效的协同机制可能导致各部门在具体任务执行中无法形成合力，影响政策的整体效果。未来政策应更加注重协同机制的建设，通过完善的机制保障各部门在协作中的高效运作，确保政策目标的全面实现。

第三节　结论与政策建议

当前，医疗保障防返贫政策落地实施后，在减轻群众就医负担、防范因病返贫风险等方面成效显著。与此同时，随着健康需求的不断升级与社会环境的持续变化，医疗保障防返贫工作在疾病预防举措的深化、公平性保障的强化、政策工具的创新运用以及社会力量的有序参与等维度，仍有进一步提升的空间。本部分将系统梳理现有政策的实施情况，剖析其中的优势与有待完善之处，并针对性地提出优化建议，助力提升医疗保障防返贫政策的精准性，增强政策的可持续性。

一、结论

（一）政策目标覆盖全面，疾病预防和公平性关注需加强

当前医疗保障防返贫政策在目标设置上涵盖了动态监测、医疗服务能力提升、医疗保障覆盖和待遇保障等多个层面，充分体现了政策设计的全面性与综合性。这种多维度的目标设置不仅有助于精准识别和监测

因病返贫、因病致贫的高风险人群，还能够通过提升基层医疗服务能力、扩大医疗保障覆盖范围、优化待遇保障水平等措施，为弱势群体提供更为稳固的医疗保障。然而，现有政策目标在疾病预防方面的频次较低，表明对疾病预防和健康促进的关注力度仍需加强，未能形成全面覆盖疾病发生、发展及康复全过程的预防性保障体系。同时，提升服务能力这一目标频次较高，医保机构应着力提升经办管理服务能力、基金管理服务能力、医疗服务能力，尤其是经办管理服务能力。

（二）政策工具多样化，供给型工具与需求型工具需优化

防返贫政策在工具应用上呈现出多样化特点，各类工具的使用体现了政策设计的系统性和全面性。从环境型工具来看，政策协同、目标规划、政策宣传的使用频次较高，显示出对制度环境建设和治理能力提升的重视。供给型工具集中于信息支持和兜底保障，通过动态监测精准识别重点人群，并通过报销比例提升和大病救助为贫困群体提供经济支撑。然而，在基础设施建设和支付方式改革方面的工具应用相对较少，这制约了政策的长期成效。基层医疗设施薄弱，医疗设备和专业人员不足问题依然存在；支付方式改革滞后也限制了医保资金的使用效率和医疗资源的优化配置。未来应加大基层医疗网络建设投入，同时推进支付方式改革，提高供给型工具的精准性和效率。在需求型工具方面，社会力量动员和患者健康激励的使用较少，社会资源未充分参与。非营利组织和慈善机构的潜力有待被充分挖掘；患者健康激励不足会使公众参与健康管理的积极性较低，难以从源头降低疾病负担。未来应完善社会力量参与机制，鼓励公益机构更多参与防返贫工作，同时加强健康教育和慢性

病管理，增强贫困群体的健康意识和自我管理能力。总之，防返贫政策工具应用虽已较为全面，但在基础设施、支付改革和社会动员方面仍需优化，以提升政策的长期可持续性和实际成效。

（三）政策协同主体多元化，社会力量参与的广度与深度待拓展

当前医疗保障防返贫政策在协同主体方面展现出多部门协作的特征，政府在医疗保障管理和防返贫工作中扮演了主导角色，通过政策制定、资金投入、监管和统筹协调等方式，构建了较为完善的制度框架。社会力量的参与频率较低仍然是政策实施中的短板，企业、社会组织和社区等协同主体在资源补充、服务提供以及健康教育等方面的潜力尚待充分挖掘与释放。

二、政策建议

（一）优化政策目标设定，强化疾病预防和公平性导向

当前政策目标更多侧重于医疗保障的救助功能，但在疾病预防方面的投入和指导仍需加强。应当在政策目标中进一步强调健康促进和疾病预防的内容。具体来说，政府可以通过制定国家级健康促进计划，引导各地实施健康教育项目，提升公众的健康素养。通过开展定期的体检、健康咨询、慢性病管理等服务，推动全民健康生活方式的普及，降低重大疾病发生的概率。要特别注重弱势群体的健康预防，制定专门的健康干预方案，以防止他们因健康问题陷入贫困。乡村振兴的新阶段，医疗

保障贫困治理面临的环境与形势均发生了改变。因此，直面后扶贫时代下的贫困问题并精准定位政策目标，才是反贫困政策奏效显著的关键[7]。当前政策目标虽然在一定程度上解决了大病保障的问题，但在城乡差距和不同社会群体之间的健康保障仍存在显著差距。建议在政策目标中进一步明确资源向弱势群体和偏远地区倾斜的方向，制定更加精确的医保支付和补贴标准，确保贫困地区能够享有与城市同等水平的医疗保障。同时，政府应加大对基层医疗服务的投入，提升农村和社区医疗服务的能力和质量，确保医疗资源能够触及每一个角落，特别是贫困地区和老龄化社区。最后，健康风险的变化应直接影响政策目标的调整。因此，政策目标需要具备动态调整机制，能够根据健康风险的变化、社会经济发展情况以及疾病谱的演变做出及时回应。例如，随着慢性病患者数量的上升，政策目标应适时加入慢性病防控措施，鼓励长期管理。利用大数据和社会调查来不断监测和评估健康保障目标的达成情况，灵活调整政策目标的优先级和实施策略。

（二）优化政策工具组合，提升供需两端的匹配效率

政策工具的优化组合与科学配置，对新阶段进一步整合各类资源助力乡村振兴，实现乡村振兴目标具有重要的价值[8]。

第一，供给型政策工具方面，跨部门的协同合作至关重要。尽管各部门职责明确，然而在面对复杂的实际工作场景时，部门间合作机制的运行，偶尔存在衔接不够顺畅的情况，一定程度上限制了执行效率的提升。因此，应建立常态化的跨部门协调机制，设立沟通平台并定期召开协调会议，明确各部门职责，促进信息共享与资源整合，特别是在基层

医疗资源调配和资金分配方面，以避免重复投入并提升政策执行效率。在突发公共卫生事件中，跨部门协作有助于保障弱势群体的医疗需求。此外，医疗保障政策在部分贫困地区宣传覆盖的全面性与深入度有待提升，在一定程度上影响了政策的知晓度和参保率。因此，政府应加大宣传力度，利用多媒体、社区和乡村推广渠道，尤其针对贫困和老年群体，提升政策的覆盖面与公众认知。政府还应加强与社会组织的合作，通过培训基层政府与卫生人员，提高政策传播效果，从而提升执行力。医保资金监管是确保政策有效实施的关键。当前监管机制存在资金滥用、资源浪费等问题，尤其在基层地区。为确保资金高效分配，政府应加强基金监管，建立第三方审计机制，定期审查资金使用情况，并加强医保支付流程监管，减少腐败行为，提升透明度，从而增强公众信任，确保政策的长期有效性。

第二，需求型政策工具方面。首先，基层医疗机构是医疗保障防返贫政策实施的基础，其服务能力直接影响贫困群体的医疗保障。当前基层医疗设施和医务人员的配置情况，对政策效果的充分显现存在一定程度的影响。为提升基层医疗服务，政府应加大对贫困地区医疗设施建设的投入，提升医疗设备和技术水平，并加强医务人员的培训与引进。通过建立人才引进机制并鼓励高水平医疗机构与基层点开展对口支援，可以有效提升基层医疗服务的可及性和质量，减少因病致贫的风险。其次，在现代医疗保障政策中，信息系统的建设是提升政策执行效率与精准性的关键。建议加大对医疗保障信息平台的投资，推动数据共享与整合，建立统一的全国性医疗保障信息平台，促进跨区域资源调配与信息互通。同时，利用大数据和人工智能技术进行健康风险预测，提前识别潜在健康风险，提供定向支持，提升政策执行效率。最后，当前医保支付方式仍以传统费用报销为主，健康管理激励机制的构建尚处探索阶段。为提升医保资金使用效率，建议逐步引入基于健康结果的支付模式，比如建立个人健康账户，通过定期体检和健康管理降低疾病风险，并将健康改善成果与医保支付挂钩。此外，可探索将支付标准与医疗服务质量挂钩，鼓励医疗机构提供高质量、低成本的服务，进一步优化医疗资源配置。

第三，环境型政策工具方面，医疗保障防返贫政策中，提升保障水平和扩大覆盖范围是关键。首先，尽管部分贫困群体的医保报销水平有所提高，但偏远地区和边缘群体的保障水平仍有优化提升的空间。因此，建议逐步提高低保线群体的医保报销比例，确保收入较低群体能够享有与城市居民相当的医保待遇。此外，政府应制定更精准的补贴和支付标准，倾斜保障贫困地区和老龄化社区，确保这些群体能够获得基本医疗服务，减少因病致贫的风险。其次，社会力量的参与可以有效弥补政府资源的不足，尤其在偏远地区。政府应通过税收优惠、项目补贴等方式，鼓励企业、社会组织等参与医疗保障防返贫工作。企业可通过提供员工健康保险和健康管理服务，减轻员工的医疗负担，社会组织则可提供健康教育和慢性病管理服务，增强贫困人口的健康意识。通过建立政府与社会力量的合作机制，可以拓宽政策执行的资源和服务渠道，提升政策的多元化执行能力。最后，医疗费用高昂是导致贫困群体因病返贫的主要原因。政府应继续提高医保支付比例，加强药品价格和治疗费用的监管，确保医疗费用合理化和透明化。通过降低药品价格和提升医保报销，减轻贫困群体的医疗负担，避免高额医疗费用导致贫困群体重新陷入困境。同时，政府还可以创新医保支付方式，降低就医成本，进一步提高贫困群体的医保保障水平，减少因病致贫现象。

（三）拓宽协同主体范围，增强社会力量的积极参与

当前医疗保障政策的执行主要依赖政府，在社会力量参与和协同合作方面仍有较大潜力和拓展空间。为了提升政策的执行力和覆盖面，建议通过政策引导，鼓励非政府组织、公益组织、行业协会等社会力量积极参与医疗保障和健康扶贫工作。例如，政府可以设立专项基金，支持民间组织和社会企业参与基层医疗建设和健康扶贫项目，利用社会资源的力量扩大政策的影响力。同时，鼓励企业发挥社会责任，推动健康保障的社会化参与。企业特别是在灵活就业群体中，通过提供附加福利和健康保险，可以有效补充政府医疗保障的不足。政府可以通过税收优惠、奖补措施等手段，鼓励企业为员工提供健康保障方案，并推动企业与医疗机构、保险公司合作，开发适合不同行业和人群的健康保险产品。社区是政策落实的“最后一公里”，也是确保健康保障公平性和精准性的重要环节。为此，政府应加大对社区医疗服务的支持，推动全覆盖的社区健康服务网络建设。社区卫生服务中心应与社会组织、志愿者团队、大学生医疗服务队等力量合作，开展健康教育、慢性病管理、老年人健康服务等工作，确保服务到达每一个需要的群体。政府在此过程中可提供资金和技术支持，推动社区卫生服务能力的提升。同时，政府应加强对基层医疗力量的动员与引导，建立一个集健康扶贫、疾病预防和健康促进于一体的“网格化”管理模式，确保贫困人口在最基层得到及时有效的医疗服务。通过建立政府主导、社会力量广泛参与的协同治理体系，

可以有效提高政策的执行效率，缩小医疗保障的城乡差距，确保弱势群体尤其是贫困人口能够享受到更加平等和高效的医疗服务，进而推动健康扶贫政策的全面落实。

本章主要参考文献

[1] 李小云．中国发布《消除绝对贫困　中国的实践》是其致力于国际发展合作的重要体现［EB/OL］. https://baijiahao.baidu.com/s?id=1679255729863800627 & wfr=spider & for=pc.2020-09-30/2021-8-19.

[2] 马宗奎，刘明孝，胡靖琛，等．基于新灰色关联与结构变动度的DRG 付费改革对冠心病患者次均住院费用影响［J］．中国医院管理，2022，42（08）：70-73.

[3] 张林，邹迎香．中国农村相对贫困及其治理问题研究进展［J］．华南农业大学学报（社会科学版），2021，20（06）：1-14.

[4] 陈玲，赵静，薛澜．择优还是折衷？——转型期中国政策过程的一个解释框架和共识决策模型［J］．管理世界，2010（08）：59-72.

[5] 孙菊，董波，姚强．乡村振兴背景下我国医保贫困治理政策转型研究：基于25 省政策文本的量化分析［J］．兰州学刊，2024（04）：138-149.

[6] 李健，顾拾金．政策工具视角下的中国慈善事业政策研究——以国务院《关于促进慈善事业健康发展的指导意见》为例［J］．中国行政管理，2016（04）：34-39.

［7］何玲玲，付秋梅．政策工具视角下中国精准扶贫政策文本量化分析［J］．江汉大学学报（社会科学版），2020，37（04）：63-77.
［8］谢治菊，陈香凝．政策工具与乡村振兴——基于建党 100 年以来扶贫政策变迁的文本分析［J］．贵州财经大学学报，2021（05）：8-19.

第四章

河北省医疗保障防返贫的案例分析

第一节　各省实践探索情况与河北省医疗保障防返贫实践创新

一、各省实践探索情况

随着政府对医疗保障体系改革的不断推进，多个省份在推动医疗保障体系建设和防止因病致贫、返贫方面进行了积极探索与实践，取得了显著成果。这些实践不仅关注到医疗保障制度本身的完善，还结合了大病医保、医疗救助、扶贫政策等多重手段，形成了多层次、综合性的医疗保障防返贫保障体系。

（一）医疗保障制度完善与整合

对于城乡差距和不同群体在医疗保障覆盖面、保障水平上的不平等，很多省份开始通过整合不同群体的医疗保障体系，增强全社会医疗保障的覆盖率和公平性，特别是在减少重复参保、弥合城乡差距方面进行了积极尝试。其中，江苏省通过整合城乡居民医保与职工医保实现信息系统，推动了城乡医保待遇的均衡，减少了低收入群体和偏远地区居民的医疗保障盲点。此外，江苏省还通过整合支付方式，推动了医保支付标准的统一，提高了资金的使用效率，确保了基层医疗机构的可持续发展。截至 2024 年 6 月，江苏省苏州市享受实时医疗救助待遇的参保人员共计 36695 人，其中 31788 人发生 4 亿元医疗费用，基本医保、大病保险、医疗救助合计支付 3.44 亿元，患者个人现金负担为 0.56 亿元，医保三重保障率由 2023 年的 83% 提升至 86%。浙江、山东等省也在推进城乡医保一体化方面做了大量工作，特别是在农村地区，通过整合医保资源，推动基层医疗机构建设和医护人员培训，提升了农村居民的医疗服务可及性。

（二）医疗救助与大病保险衔接

大病保险作为保障居民应对重大疾病医疗费用的机制，在防止因病致贫、返贫方面起到了关键作用。通过与医疗救助制度相结合，可以确保低收入群体在遭遇重大疾病时，能够得到充分的保障，避免因疾病而陷入贫困。2017 年，民政部会同财政部、人社部等部门印发《关于进一步加强医疗救助与城乡居民大病保险有效衔接的通知》，指出："加强保障对象衔接，做好资助困难群众参加基本医疗保险工作，拓展重特大疾病医疗救助对象范围。加强支付政策衔接，落实大病保险倾斜性支付政策，提高重特大疾病医疗救助水平，实行县级行政区域内困难群众住院先诊疗后付费。加强经办服务衔接，规范医疗费用结算程序，加强医疗保障信息共享。加强监督管理衔接，强化服务运行监管，做好绩效评价工作。”

其中，四川省民政厅牵头会同财政、人社等省级相关部门印发了四川省《关于进一步加强医疗救助与城乡居民大病保险有效衔接的实施方案》，在全国率先出台了医疗救助与大病保险相衔接实施方案。四川省整合“基本医保＋大病保险＋医疗救助”三重保障，构建起面向医疗费用负担较重的困难职工和城乡居民的综合保障模式。首先，基本医保为所有参保人提供基础保障，覆盖了大部分的常见病和轻度疾病。其次，大病保险在基本医保的基础上，对高额医疗费用进行二次报销，尤其针对癌症、心脏病等重大疾病提供高额报销。最后，医疗救助则为经济条件特别困难的家庭提供额外的费用补助，确保他们能及时治疗。通过这种模式，四川省有效缓解了贫困家庭因重大疾病带来的经济负担，避免了因病致贫的发生。此外，在大病保险的基础上，2021 年 1 月，国家卫生健康委、公安部、民政部、财政部、国家医保局联合印发《关于进一步推进疾病应急救助工作的通知》，其中江西省进一步推进“疾病应急救助”机制，在突发重大疾病时提供即时医疗支持，尤其关注特殊贫困群体的医疗需求。此外，广东省通过调整医保支付比例、提高报销上限，使得低收入群体能够获得更多的医疗救助，特别是在癌症等昂贵治疗领域。

（三）扶贫与医疗保障深度融合

在中国脱贫攻坚战中，医疗保障扶贫作为关键举措，不仅为贫困地区居民提供了基本医疗保障，还通过一系列改革措施有效降低了因病致贫的风险。2018年，国家医保局、财政部和原国务院扶贫办联合发布了《医疗保障扶贫三年行动实施方案（2018—2020年）》，该政策提出的重点措施为：完善可持续筹资政策，实现贫困人口应保尽保；实施综合保障措施，提高贫困人口待遇水平；使用适宜技术，促进就医公平可及；优化基层公共服务，全面推进费用直接结算；加强医疗服务管理，控制医疗费用不合理增长。在各省的实践中，湖南省将医疗保障扶贫作为精准扶贫战略的重要组成部分，实施了“贫困人口全覆盖”的政策，确保贫困家庭的医疗负担得到显著减轻。湖南省在执行过程中，通过精准识别和动态管理贫困人口，确保所有贫困人口都能享受医疗保障覆盖。同时，湖南还通过调整医保支付方式，大幅减轻贫困家庭的医疗费用负担，并加大了大病保险的倾斜支付力度。自2019年以来，湖南省积极落实国家大病保险政策，逐步提高保障水平。

各省在医疗保障防返贫方面的探索体现了多层次、多角度的保障体系建设。从医疗保障制度的完善与整合，到大病保险与救助体系的结合，再到扶贫政策与医疗保障的深度融合，各地不断创新政策和服务模式，积极减少因病致贫、因病返贫的现象。这些改革不仅提高了贫困地区居民的医疗保障水平，也促进了健康公平，推动了全社会的可持续发展。

二、河北省医疗保障防返贫实践创新

河北省在医疗保障防返贫实践中，紧密结合精准扶贫和健康扶贫，通过创新政策和资源整合有效降低了因病致贫的风险。接下来将重点分析河北省在精准资助、医保联动、县域医疗服务一体化等方面的独特举措，展现其在保障贫困群体医疗需求和提升基层服务能力方面的创新实践。

（一）县域医疗卫生共同体

河北省推动县级医疗资源的整合与优化，全面提升基层医疗服务的能力与质量。核心目标是增强县域医院的基础性作用，并在此基础上促进县、乡、村三级医疗机构之间的协同发展，确保广大居民能够享有更加公平、便捷和连续的医疗服务。这一模式的实施，通过促进县级医疗资源与乡村医疗机构之间的资源共享和信息对接，极大地缓解了偏远地区居民因地理位置偏远或交通不便所面临的就医难题。此外，河北省通过加强县、乡、村三级医疗服务的统筹规划与协作，切实减少了贫困人口在就医方面的困难，尤其是那些位于交通闭塞、医疗资源匮乏的山区和贫困地区的居民，能够更为方便地获得医疗保障。这一举措不仅提升了医疗资源的均等化，也有效降低了因病致贫的风险，从而为贫困地区的民众带来了更多的健康福祉。为了进一步推动县域医疗服务一体化，河北省在政策层面加大了投入与保障力度。2024 年年底前，河北省进一步完善县域医共体的组织管理、投入保障、人事编制、薪酬待遇和医保支付等政策，力争实现全省范围内所有县（包括县级市和有条件的市辖区）基本建成布局合理、权责清晰、运行高效的县域医共体。到2026年，县域医共体建设的成效将进一步巩固，管理体制和运行机制更加健全，县、乡、村三级协同支持关系更加紧密，县域群众的就医便利性与医保基金的可持续性将实现“双回流”，基层医疗服务能力和患者满意度也将实现“双提升”。这一举措不仅提升了基层医疗服务的覆盖面和可及性，同时为河北省贫困地区尤其是山区居民提供了更加平等的医疗保障。这为全省健康河北建设和乡村振兴战略的实施提供了坚实的基础保障，也有效解决了因病致贫、因病返贫的社会问题。

（二）精准资助与医保联动

河北省通过医疗救助基金对脱贫人口和低收入人群的参保进行分类资助。对于特困人员，提供全额资助；对于纳入监测范围且未消除风险的脱贫不稳定人口和返贫致贫人口，提供90%的定额资助；对于低保对象和纳入监测范围且未消除风险的边缘易致贫人口及突发严重困难人口，提供不低于60%的定额资助；对于其他脱贫人口，资助标准逐年降低，至2025年按60%定额资助；纳入监测范围且已消除风险的脱贫人口，资助标准与其他脱贫人口相同，其余费用由个人按规定缴纳。具体资助标准由各统筹地区根据实际情况确定。对于建档立卡的贫困人口，河北省要求市县两级医保部门根据精准扶贫要求，建立与扶贫、税务部门的沟通机制，实施参保台账管理。对于未参加居民基本医保的贫困人口，医保部门要建立专门台账，并定期将参保情况上报省医保局，确保贫困人口实现动态参保、应保尽保。此外，河北省利用医疗保障信息系统的脱贫攻坚运行调度模块、政策监测模块和督战模块，对建档立卡贫困人口的参保情况进行实时监控，确保扶贫政策精准落实。为了确保贫困人口的稳定脱贫，河北省规定贫困人口在职工医保与居民医保之间切换参保时，不设等待期，且不受居民医保规定的缴费时间限制，参保后即可以享受相应待遇。医保经办机构需及时暂停原参保关系，避免重复参保问题。对于在户籍地和居住地重复参加城乡居民医保的贫困人口，在获得本人同意后，确定保留的参保关系，并要求贫困人口提供书面承诺，由县级医保部门留存备案。河北省将精准扶贫理念深度嵌入医疗保障政策体系中，强化医疗保障与其他扶贫政策的联动效应。这种联动模式体现了社会政策的综合性和协调性，为贫困群体提供了全面的医疗保障，最大程度地减轻了因病致贫的风险，确保贫困人口的基本医疗保障问题得以有效解决。

（三）三重保障与慢性病管理创新

河北省医疗保障局在《河北省医疗保障“十四五”规划》中提出，优化调整脱贫人口医疗救助资助参保政策，分类优化医疗保障综合帮扶政策，坚决治理过度保障，完善基本医疗保险、大病保险和医疗救助三重保障功能。充分发挥防贫监测系统功能，加强高额医疗费用支出预警监测，健全完善依申请救助机制，建立防范和化解因病致贫返贫长效机制，整体提升农村医疗保障和健康管理水平。为进一步巩固拓展脱贫攻坚成果，河北省医疗保障局发布了《关于进一步规范建档立卡贫困人口门诊慢性病管理工作的通知》，针对人员范围、病种范围、认定标准和认定程序等方面进行了详细规定。慢性病是贫困群体健康的主要威胁之一，河北省通过建立慢性病管理信息系统，对贫困人口的健康状况进行监控和预警，显著降低了高昂的医疗费用和因病致贫的风险。具体来说，河北省利用信息化技术建立了全省慢性病患者的健康档案，并通过大数据分析进行动态监测和风险预警。这不仅帮助基层医疗机构掌握患者的健康状况，还能为贫困家庭提供及时的健康干预和个性化治疗方案，有效控制慢性病的进一步发展。此外，河北省加强了与上级医院和社区医院的协作，通过远程会诊、视频诊疗等方式，使慢性病患者能够在家门口获得高水平的医疗服务，进一步减轻了因病情加重或治疗不及时带来的经济负担。

河北省在医疗保障防返贫领域的创新实践，特别是县域医疗卫生共同体、精准资助与医保联动、三重保障与慢性病管理创新等方面的探索，为全国其他省市提供了有益的借鉴。这些政策的实施有效防范了贫困群体因病致贫、返贫的风险，同时也推动了基层医疗资源的优化配置和医疗保障体系的完善。

第二节　案例设计

一、问题的提出

近年来，随着国家脱贫攻坚战略的深入实施与持续推动，我国贫困人口数量实现了大幅度减少，历史性地解决了困扰中华民族几千年的绝对贫困问题，这一成就举世瞩目。然而，尽管取得了如此辉煌的战果，相对贫困问题依然如同顽疾般存在，成为当前及未来一段时间内亟待解决的社会难题。其中，因病致贫、因病返贫的现象尤为突出，成为导致贫困人口重新陷入贫困境地的重要因素之一。

在某些地区，尽管贫困人口已经摆脱了绝对贫困的束缚，但家庭成员一旦罹患重病或慢性病，高额的医疗费用往往迅速耗尽家庭积蓄，让原本就脆弱的家庭经济不堪重负，甚至背负沉重债务。这种因病导致的经济困境，不仅让贫困人口难以维持基本生活，更可能让他们重新陷入贫困的深渊，形成“脱贫—因病致贫—再脱贫—再因病致贫”的恶性循环。

因此，如何有效遏制因病致贫、因病返贫现象，巩固拓展脱贫攻坚成果，防止贫困人口再次陷入贫困，成为当前和今后一个时期我国扶贫工作的重要任务。在这一背景下，各地纷纷探索适合本地实际的医疗保障防返贫机制，以期从根本上解决因病致贫、因病返贫问题。河北省霸州市便是其中具有代表性的地区之一。

霸州市积极响应国家扶贫政策，结合本地实际情况，创新性地开展了一系列医疗保障防返贫实践。通过精准施策、推进“一站式”结算服务、建立防贫监测预警机制等措施，有效减轻了贫困人口因病产生的经济负担，防止了他们因病致贫、因病返贫。同时，霸州市还注重提升基层医疗服务能力，加强健康宣传教育，引导贫困群众树立健康意识，从源头上减少疾病的发生，进一步巩固了脱贫攻坚成果。

本研究旨在深入剖析河北省霸州市医疗保障防返贫的实践案例，总结其成功经验，探讨其存在的问题与挑战，并为其他地区提供可借鉴的参考和启示。通过这一研究，我们期望能够为我国扶贫工作注入新的活力，推动形成更加完善、有效的医疗保障防返贫机制，助力全面打赢脱贫攻坚战，实现共同富裕的宏伟目标。

二、资料的获取

本研究旨在探索医疗保障防返贫、健康扶贫和贫困脆弱性等关键领域，优化霸州市医疗保障防返贫模式。我们通过查阅国内外权威学术数据库（如 CNKI、万方数据、Web of Science）获取相关文献，涵盖理论与实践案例，为研究提供学术背景和经验支持。同时，利用新闻网站、搜索引擎和官方媒体，收集了关于霸州市医疗保障防返贫模式的动态、成效和社会评价，提供了丰富的实证材料。

此外，我们还进行了实地调研，设计了访谈提纲，深入访谈了医保局、扶贫办、财政局等相关部门工作人员，了解政策背景、实施细节及未来规划。同时，对享受医疗保障政策的贫困群众进行了问卷调查和访谈，收集了他们的满意度、受益程度和改进建议，为评估医疗保障防返贫模式的效果和问题提供了宝贵的实证依据。

三、研究方法

在研究设计上，本研究采用案例研究法，选取河北省霸州市在医疗保障防止返贫方面所做的相关改革举措作为研究对象。在项目中，河北省霸州市医保局积极努力探索，联合民政、乡村振兴等部门，进行多项改革，提出相关措施，牢牢把握住巩固拓展脱贫攻坚成果这一核心目标，推动了霸州市医疗保障防返贫事业的发展。霸州市提出的精准施策、推进“一站式”服务和建立防贫监测预警等举措，受到了广泛认可，提高了人民群众的幸福感和满意度。

四、案例简介

在绝对贫困得以有效消除的新阶段，相对贫困问题逐渐显现，成为亟待解决的社会难题。因病致贫、因病返贫作为相对贫困的主要原因，不仅威胁着脱贫人口的稳定生活，也考验着地方政府在巩固拓展脱贫攻坚成果和推进乡村振兴中的智慧与决心。霸州市，作为河北省的一个缩影，通过一系列创新性的医疗保障防返贫措施，为破解因病返贫难题提供了宝贵的实践经验。

霸州市早期在医疗保障方面面临着诸多挑战，如报销程序烦琐、医疗费用高昂、补充医疗保险作用有限、识贫精准性不足以及医疗资源可及性差等问题。这些问题直接导致了医疗保障制度在防返贫方面的效果大打折扣。为了响应国家号召，巩固拓展脱贫攻坚成果，霸州市医疗保障局（简称医保局）与相关部门紧密合作，形成了一套独具特色的医疗保障防返贫“霸州模式”。

首先，霸州市通过与民政等部门合作，实现了困难群体的医疗保障全覆盖，确保低保、特困、边缘易致贫和建档立卡脱贫户享受基本医疗保险和医疗救助政策，有效降低了贫困脆弱性和因病返贫的风险。同时，实施“先诊疗后付费”政策，减轻了困难人群的医疗费用负担。

其次，霸州市优化了医保结算流程，实现了城乡居民医保、城乡大病医疗保险和医疗救助的“一站式、一单式”报销。这大大提高了报销效率，缩短了困难人员的等待时间，增强了群众的获得感和满意度。

霸州市通过与民政、乡村振兴和基层医疗救助部门合作，建立了困难群体参保数据的月度更新机制，实现了数据互通，发现有返贫风险的人员会及时纳入监测并提供专项帮扶。同时，针对困难残疾人，市政府提供了康复、辅具适配、托养和无障碍改造等服务，确保帮扶措施精准有效。

霸州市通过财政出资为贫困边缘群体购买商业保险，建立了精准防贫机制，实现了从“被动防”到“主动保”的转变，提升了防贫保险的覆盖和赔付效率，增强了困难群体的疾病抵御能力。

在基层医疗服务方面，霸州市通过建立直达乡镇的医保专网，将医保人员下沉至基层服务中心，实现了“就近办”和“便捷办”。同时，组织医疗专家开展义诊，将优质医疗资源送到百姓身边，提升了医疗服务的可及性。

然而，霸州模式在实施过程中也面临着一些困境和挑战。如精准识别贫困对象仍有困难、商业医疗保险作用仍待提升、“三重保障”一站式报销运行成本高等问题。为了解决这些问题，霸州市将继续深化医疗保障制度改革，加强部门协作机制建设，提高防贫监测预警机制的有效性，并积极探索更多创新性的防返贫措施。

总的来说，霸州市通过实施一系列创新性的医疗保障防返贫措施，不仅降低了因病致贫的风险，也巩固了脱贫攻坚成果，为乡村振兴战略的顺利实施奠定了坚实基础。霸州模式的成功经验对于其他地区在医疗保障防返贫工作方面具有重要的借鉴和启示意义。

五、案例的选择

在实现巩固拓展脱贫攻坚成果同乡村振兴有效衔接的大背景下，河北省霸州市的医疗保障防返贫行为具有独特的代表性，选择其作为案例点进行分析，能够为深入理解国家医疗保障政策、健康扶贫以及防返贫机制的实际效果提供有益的借鉴。

（一）霸州模式的典型性

霸州市是河北省的一个县级市，长期以来面临着较为突出的相对贫困问题。尽管该市在河北省县级市中属于经济发展较发达地区，但部分贫困家庭的生计依然脆弱，尤其是因病致贫、因病返贫的现象较为严重。国家实施的脱贫攻坚政策明确提出扶持对象必须精准，政策落实必须到位，返贫风险要有效防控，而医疗保障防返贫作为阻止贫困家庭返贫的重要手段，其在霸州市的实际操作与成效具有较强的代表性。

霸州市的医疗保障防返贫政策正是国家脱贫攻坚战略的具体延伸，针对医疗费用高、患病风险大等困难群众的实际困境，采取精准施策、“一站式”结算服务和防贫监测预警等措施，为广大贫困人口提供了切实的保障，不仅帮助许多贫困家庭有效应对疾病所带来的经济负担，也为其他地方的医疗保障防返贫工作提供了宝贵经验。

（二）多部门协同合作的有效性

霸州市在推动医疗保障防返贫工作时，采取了多部门协同合作的模式，这一点在全国范围内具有较强的示范性和推广价值。多部门的有效合作，充分发挥了各自的职能优势，使得医疗保障防返贫政策能够全面、系统地落实。例如，霸州市医保局与民政、财政等多个部门形成了紧密的协作网络，各部门之间的信息共享与资源互补确保了政策执行的精准性与高效性。

以财政部门为例，财政在政策支持方面的积极参与，为医疗保障防返贫提供了充足的资金保障。财政资金的合理投入，有助于贫困家庭医保补充政策的实施，并且推动了健康扶贫工程的顺利开展。而医保局则通过对贫困人口的医保登记与管理，确保保险覆盖的普及性和精确性。乡村振兴部门则从社会救助和基础设施建设方面提供支撑，进一步提高了贫困人口的生活质量。

这种跨部门合作模式，不仅使政策得到更加全面的落实，还避免了单一部门工作中可能出现的疏漏和重复劳动，使资源得到更加合理的配置。霸州市的多部门合作，展示了政府在复杂社会问题面前，如何通过协同机制进行有效治理，并为其他地区提供了可复制、可推广的经验。

（三）医疗保障防返贫实践的实际效果

通过具体案例分析，霸州市医疗保障防返贫政策的实施带来了显著的积极效果。霸州市主要通过精准施策、“一站式”结算服务和防贫监测预警机制等措施降低了因病致贫的风险。通过大数据与社会救助体系的融合，市医保局能够精准识别高风险贫困家庭，实施定向帮扶，确保贫困人口享受基本医疗保障并减轻其经济压力。

同时，简化医保报销流程，提高了贫困患者的就医便利性，避免了医疗费用引发的返贫问题。建立的防贫监测机制，实时监控贫困家庭的健康风险，提前进行干预，确保了医疗扶贫的精准性和可持续性。这些措施极大提升了贫困家庭的医疗保障水平，推动了医疗扶贫工作的深入发展。

第三节　河北省医疗保障防返贫的案例分析：以廊坊市霸州市为例

一、霸州模式的缘起

伴随着绝对贫困的消除，相对贫困成为现阶段贫困新的表现形式，且具有长期性的特征。贫困治理依然在路上，做好防返贫成为巩固拓展脱贫攻坚成果、推动乡村振兴的重要工作安排。因病返贫是脱贫人口返贫的主要原因，为充分发挥医疗保障制度的防返贫作用，中央与地方政府出台了一系列政策文件，各地加紧推进各类防返贫措施落地，探索出各地独特的防返贫模式。

早期，霸州市医疗保障防返贫功能未得到充分发挥。存在报销程序烦琐、医疗费用较高、补充医疗保险的作用得不到有效发挥、识贫的及时性和精准性不足、医疗经办和医疗资源缺乏可及性等问题。响应国家做好防返贫工作、巩固拓展脱贫攻坚成果同推进乡村振兴有效衔接的号召，霸州市在确保基本医疗保障的基础上，推进“一站式”结算服务，建立防贫监测预警机制，发挥商业医疗保险的作用，辅之医疗资源下沉，形成了防返贫的“霸州模式”，提高了防返贫工作的有效性，充分发挥医疗保障制度防止因病返贫的作用。

“在我们市刚刚完成脱贫攻坚那段时间，确实还未实现困难人口政策范围全覆盖，这就容易导致返贫现象频发，报销也存在痛点和堵点……”（来自对市医保局人员的访谈资料）

二、霸州模式防返贫措施

（一）实现困难人口政策全覆盖

导致已脱贫人口返贫的原因可能是政策覆盖范围存在盲区，未能充分做到“应保尽保”。部分已脱贫人口摆脱贫困状态后，可能无法继续享受原有的政策保障，但是这部分人口的贫困脆弱性仍然较高，抵御疾病风险能力较弱，一旦遭遇疾病冲击，很有可能重新陷入贫困状态。为缓解此问题，霸州市医保局与民政等部门通力合作，确保了低保、特困、边缘易致贫和建档立卡脱贫户的基本医疗保险和医疗救助政策全覆盖，实现了“应保尽保”。保障应保人群依法享有社会保障权益和医疗救助权益，降低其贫困脆弱性，减少因病返贫的概率和可能性。

此外，为减轻困难人群的医疗费用负担，实施“先诊疗后付费”政策，农村低保户、特困户、脱贫户、边缘易致贫户和突发严重困难户患者在县域内定点医疗机构住院治疗时，享受免交住院押金，先看病等政策。截至 2024 年 7 月 22 日，已有 4504 名低保、特困、边缘易致贫和建档立卡脱贫户享受到基本医疗保险的资助，资助金额达到 158 万元。

（二）打通“三重保障”报销堵点

基本医疗保险、大病保险、医疗救助“三重保障”报销不畅通降低了医疗保障制度的经办效率，使得困难人员无法及时享受报销待遇，过程烦琐加长了困难人员享受待遇的等待期。霸州市医保局积极推进“一站式”结算服务。通过优化城乡居民基本医疗保险、城乡大病保险、医疗救助的结算流程，实现了“三重保障”的一站式、一单式结算。截至2024年7月11日，已有945名困难人员在定点医疗机构享受到住院和门诊特殊疾病的便捷报销服务，极大提升了群众的获得感和满意度。

“打通‘三重保障’的报销堵点极大程度简化了困难人群的报销流程，提高了办事效率，缩短了报销时间，减少了精力浪费，群众的反馈良好，也从实践层面证实了该举措的正确性。”（来自对市医保局人员的访谈资料）

（三）精准识别并帮扶困难人口

首先，霸州市医保局不断加强与民政、乡村振兴及乡镇基层医疗救助部门的沟通联系，建立了低保、特困等困难群众参保数据的月度更新机制，实现数据互通，确保每月5日前在国家医疗保障系统中更新低保、特困人员信息，一经发现存在返贫风险，及时反馈农业农村等部门纳入防止返贫监测范围并进行专项帮扶，从而保障了新认定人员医疗保障待遇的及时享受，有效提高了困难群众医疗保障的及时性和准确性，为防止因病返贫致贫筑牢了防线。其次，进行针对性帮扶。特别是对于困难残疾人群。为困难残疾人提供了基本康复服务和辅具适配服务，为就业年龄段智力、精神和重度肢体残疾人提供了托养服务，为残疾人家庭提供了无障碍改造服务。开展经常性入户、走访、核查工作，及时了解残疾人家庭基本生活状况和政策落实情况。针对残疾人存在的困难和需求，积极对接有关部门，精准落实帮扶举措。

（四）发挥补充医疗保险防贫作用

自 2018 年 9 月开始，霸州市积极向承德市兴隆县、邯郸市魏县、沧州市孟村回族自治县等地学习，并结合本地实际，确定了由财政出资，为贫困边缘群众购买商业保险的精准防贫机制。霸州市设计了科学的防贫保险流程，即合理确定防贫对象—按人投入保险金—保险公司主动发现防贫对象需理赔事宜—主动赔付，从而实现了“被动防”到“主动保”的转变。运行第一期为 112 名理赔对象赔付 47.2 万元。

首先，在认定防贫对象上，重点关注非持续稳定脱贫户、非建档立卡低保户、特困户和一般贫困边缘家庭。为更科学准确地确定防贫对象，霸州市原扶贫办制定了《防贫保险工作认定工作细则》(以下简称《细则》)，全市各乡镇、村街严格按照《细则》要求和认定标准，严守“两公示、一公告”的程序，认真开展了防贫对象的认定工作，最终确定防贫对象 10465 人。其中建档立卡贫困户 289 人，低保散居特困户 4425 人，一般贫困边缘户 5751 人。每人每年 320 元的保费标准，按照 10465 名防贫对象计算，市财政共出资 334.88 万元。为推动防贫保险工作平稳开展，霸州市建立起参保动态机制，一是对在防贫保险参保工作启动时已认定的低保、特困人员，即便其在年内退出低保、特困待遇，其保险待遇不变。二是对新识别纳入低保、特困的人员，在纳入程序结束后，由民政局出具相关证明，即可落实保险待遇。

其次，建立保费风险调节机制。防贫保险以公益为目的，以保本微利为目标。所以当保险年度内保险公司累计有经营利润时，则在下一年度适当降低保险费标准；若项目出现经营亏损，则在当年及时补充保费，或在次年度适当上调保费标准。

最后，加强日常监督与协同机制。一方面，保险公司对赔付案件进行编号归档，市扶贫办定期对理赔工作进行检查监督，及时向市委、市政府报告防贫保险工作开展情况。另一方面，为进一步提升工作效率，霸州市医保局积极与廊坊市医保局进行沟通，廊坊市医保局已经同意把霸州市 10465 名防贫对象在医保报销系统内进行标注，从而更加快速地发现理赔对象、更加快捷地把理赔金送到防贫对象手中，让防贫保险发挥出更大的防贫效力，真正实现好事办好、实事办实的工作目标。

“感谢党，感谢政府，这可给我们帮了大忙！”其中得到赔付最多的是胜芳镇崔庄子村一般贫困边缘户王春华，拿着 1.95 万元赔付金，激动地说。

（五）经办机构及医疗资源下沉基层

廊坊市医保局与各承办城乡居民大病保险经办的商保公司、各县（市、区）政府部门，共同推进医保经办服务下沉乡镇（街道）。在前期改革试点的基础上，按照审批事权下放规定和医保经办业务要求，全面梳理政务服务事项，在乡镇（街道）开设专门的医保服务窗口。于 2023 年年初在廊坊全市搭建直达乡镇（街道）的医保专网，将 130 名医保专职人员下沉至 108 个乡镇（街道）行政综合服务中心，负责办理群众大病保险、医疗救助申请、医疗费用手工报销单据接收、门诊慢特病协助申请等 15 项医保高频服务事项和指导帮办类业务。截至 2024 年 3 月，廊坊市 108 个医疗保障服务站累计接待群众 90.33 万人次，让广大群众在家门口享受“就近办”便捷医保服务，极大节省了跑办时间，简化了办理流程。

家住廊坊市霸州市煎茶铺镇中煎村的于淑娟老人说，“自从镇里有了医保服务站真的是太方便了，咨询业务打个电话，办理零星报销直接把资料提交给工作人员就可以了，也不用跑到十几公里外的市里了，我不会操作智能手机，他们就帮我上门办理，真的太感谢他们了！”

在促进经办机构下移的同时推动医疗资源的下沉，提高基本医疗服务的可及性。霸州市医保局、霸州市委宣传部联合霸州市各大医院开展义诊等服务活动，将健康、服务送到百姓身边。组织内科、外科、妇产科、骨科、中医科、康复科、眼科等相关科室骨干 20 余人参加，为煎茶铺镇田青口村、郝青口村、王青口村等村 2000 余人提供了义诊服务。

“通过参加这次活动，医生帮我找到了病源，为我提供了治疗方案，下一步就可以对症治疗了，非常感谢下沉工作队和市三院的同志们。”田青口村村民刘大娘激动地说道。

三、霸州模式的困境

（一）精准识别贫困对象仍有困难

霸州市医保局力求通过加强部门协同、进行针对性帮扶等措施来提升扶贫防贫工作的针对性和实效性，不过在实际操作层面，医疗保障扶贫对象的精准识别仍然存在挑战。特别是难以做到及时精准识别因罹患重大疾病、遭遇自然灾害或突发意外事故等不可抗力因素，导致家庭刚性支出急剧增加或收入水平大幅缩减，进而使得基本生活陷入困境的困难户群体。当前的排查工作尚未达到全面覆盖、精准无误的理想状态，识别的及时性和精准性仍有提升空间。

“目前建立了低保、特困等困难群众参保数据的月度更新机制，以确保每月 5 日前在国家医保局系统中更新低保、特困人员的信息，但以月为更新单位，时间跨度较长，因患病具有突发性，因病返贫可能随时发生，所以应该进一步缩短更新周期，可以探索以周为单位更新信息系统，确保返贫人员能够及时纳人，及时接受救助及帮扶。”（来自访谈小组的建议）

（二）商业医疗保险作用仍待提升

面对一些高额医疗费用或特殊疾病的治疗费用，医保基金的支付能力或政策规定的报销范围往往无法完全覆盖。这些超出报销范围的费用给参保人员带来了沉重的经济负担，特别是在面对罕见病、重大疾病或长期慢性病的治疗时，这种经济压力尤为显著，成为影响参保人员生活质量和健康保障的重要因素。通过财政出资为困难人员投保防贫商业保险，在防范困难人员返贫致贫方面发挥了积极效应。不过，从实际报销情况来看，报销额度与困难人员实际需求存在一定差距，仍有可提升空间。

“防贫保险在认定参保对象上较为严苛，最终认定防贫对象一万多人，为进一步发挥商业保险的补充作用，可进一步扩大参保认定对象的

范围，同时及时修改并动态调整《细则》，加大政府财政投入力度，充分发挥防贫保险的防返贫作用。”（来源于访谈小组的建议）

（三）“三重保障”一站式报销运行成本优化仍有探索空间

随着信息技术的不断发展，“一站式”结算服务也需要不断更新和迭代以适应新的技术环境。然而，技术更新和迭代需要投入大量的研发和维护成本，且存在技术风险。如果技术更新不及时或存在漏洞，可能会影响“一站式”结算服务的稳定性和安全性，给参保人员带来麻烦和风险。

“未来为降低运行成本，我们将创新运营模式，进行成本控制，提高办事效率，将每部分资金用到实处，发挥最大作用。”（来自报销窗口负责人访谈资料）

（四）部门协作机制有待进一步完善

各部门间的协作机制仍处于持续完善阶段。因此，在防贫工作具体实施环节中，部门职责划分的明晰程度仍有提升空间，一定程度上引发资源配置不够合理、责任界定不够明确的现象。以预警响应和问题处置工作为例，如果各部门因缺乏统一的协同框架，各自行动，难以迅速凝聚工作合力，对贫困风险的应对速度和效果受到影响，防返贫工作效率的进一步提升也因此受限。

“为了提升防贫监测预警机制的有效性，必须加强跨部门的信息共享和协同机制建设，打破信息壁垒，并通过优化流程、明确职责划分，强化协同作战能力。”（来自民政局负责人访谈资料）

四、基于脆弱性－抗逆力理论的案例分析

脆弱性是指家庭消费或福利在未来降低，甚至陷入贫困的可能性。评估脆弱性主要从两方面入手：个人面临风险冲击的强度和个人承受风险冲击的能力。抗逆力是指个人在面对生活压力或者挫折时所具备的一种反弹能力。抗逆力是对待逆境抵抗的能力，包括个人效能因素、外部支持因素和内部优势因素。个人效能因素包含社交、目标管理和情绪管理等行为技能。外部支持因素是指在社区、家庭、社会等系统中，可以克服生活困境的资源或潜在资源。内部优势因素是指积极向上的心态和良好的自我认识。

总体而言，霸州市采取的防返贫措施能够有效地降低困难人口的贫困脆弱性。主要通过三种路径发挥其防返贫作用：首先，能够强化外部支持因素，增强贫困人口的抗逆力。霸州市采取的确保基本医疗保障、推进“一站式”结算、建立防贫监测预警机制、购买商业保险、医疗资源下沉，这些措施都属于外部支持因素，政府有关部门通过采取各类措施加强困难人口承受风险冲击的能力。其次，外部支持因素、个人效能因素、内部优势因素之间相互促进，随着外部支持因素的加强还能带来个人效能因素和内部优势因素的提升。例如确保基本医疗保险、医疗救助政策范围内全覆盖以及建立防贫监测预警机制，能够及时将返贫风险较高的人群纳入保障范围，使其享受保障权益，有效降低返贫概率，阻断贫困的恶性循环。通过政策帮扶，有效增加困难人口抵御贫困的信心，培养其积极健康的心态，也有利于其进行社交活动，从而提高个人效能

因素和内部优势因素。最后，这些防返贫措施能够降低困难人口面临风险冲击的强度。推进“一站式”结算服务以及“先诊疗后付费”能够显著降低患者的医疗费用负担，降低因高额医疗费用而放弃治疗的可能性。再加上通过财政补贴为困难人口免费投保商业医疗保险，在基本医疗保险及大病保险的基础上，商业医疗保险也会对医疗费用进行一定的报销，充分发挥了补充性医疗保险的防返贫效能，“三重保障”加商业医疗保险模式能够有效减弱面临的风险冲击强度。

综上所述，结合脆弱性－抗逆力理论，霸州市的医疗保障制度主要通过以下三种路径发挥防返贫功能，如图 4–1 所示。

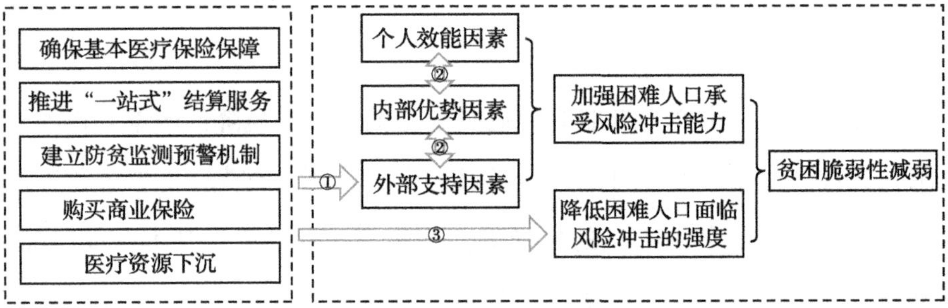

图 4–1　霸州市医疗保障防返贫路径图

第四节　结论与讨论

理论是人们对事物的总结和概括，是人们对事物本质和规律的认识。目前学术界对于医疗保障防返贫的理论研究较多，形成了较为丰硕的研究成果，从理论层面上指导着实践的探索。而实践是理论的基础，现阶段医疗保障防返贫实践的短期目标是巩固拓展脱贫攻坚成果，长期目标靶向共同富裕，为了实现这两个目标，各地积极进行防返贫实践，采取措施充分发挥医疗保障的防返贫作用。本章以河北省廊坊市霸州市医疗保障防返贫工作为例，探讨了霸州市发挥医疗保障防返贫的机制与困境，为了解决报销程序烦琐、医疗费用较高、补充医疗保险的作用得不到有效发挥、识贫的及时性和精准性不足、医疗经办和医疗资源缺乏可及性等问题，霸州市实现困难人口政策全覆盖、打通“三重保障”报销堵点、精准识别并帮扶困难人口、充分发挥补充保险防贫作用、资源下沉基层，有效提高了防返贫工作效率，提升了医疗保障的防返贫功能。

案例研究表明，霸州市的医疗保障防返贫工作效果较好，值得其他地区学习与借鉴。实现困难人口政策范围全覆盖最大可能地达到了“应保尽保”的目标；“三重保障”一站式结算使得困难人口享受便捷的报销服务；精准识别工作提高了帮扶的精准度；防贫保险充分发挥了补充性保险的作用；经办机构及医疗资源下沉提高了困难人口医疗服务的可及性，以上措施加大了贫困人口防返贫的外部支持力度，同时也促进内部优势因素和个人效能因素的改善，增强贫困人口抵御风险冲击的能力，减弱面临的风险冲击强度，提高了困难人口的抗逆力，降低了贫困脆弱性，减少返贫现象发生的概率。不过，也面临着商业保险作用有待提升等发展问题。未来应进一步采取措施进行缓解。

首先，明确补充性医疗保险在多层次医疗保障体系中的功能定位，充分发挥商业医疗保险的补充作用。商业健康保险在多层次医疗保障体系中的作用愈加凸显[1]，对基本医疗保险起重要的补充作用[2]，例如降低患者个人医疗负担[3]，增强患者疾病抵御风险等。但我国补充性保险体系发展不健全，存在商业健康保险参与度不足[4]、政策工具使用与主体参与力度失衡[5]、定位不清晰[6]的问题。因此要明确商业健康保险在多层次医疗保障体系中的作用与功能定位，做好顶层设计，制定政策明确商业健康保险的功能定位，同时丰富产品供给，不断开发防贫保险等险种，满足多元化的医疗需求，发挥商业健康保险的防返贫作用。

其次，加强跨部门的协同合作机制。加强医保部门与民政等其他部门的协同合作机制是实现医疗保障制度高质量发展的要求，也是提高防返贫工作效率的必要途径。应在明确各部门职责的基础上进行明确的分工，并且健全定期会商机制，提高跨部门之间的沟通频率，完善信息共享通道，打破信息壁垒。

实践与理论相互交织，在防返贫的实践中不断总结经验，针对不足之处加以完善，不断加深对防返贫工作的认知，健全医疗保障防返贫工作体系，才能有效促进医疗保障防返贫机制的创新，降低返贫现象发生的可能性，进而实现巩固拓展脱贫攻坚成果、促进共同富裕的目标与任务。

本章主要参考文献

[1] 刘阳，郭珉江，李亚子，等．多层次保障体系下城市定制型商业医疗保险保障研究［J］．中国医疗保险，2024（03）：106–113.

[2] 吴美兰．商业健康保险对基本医疗保险的作用与策略分析［J］．就业与保障，2024（10）：58–60.

［3］胡杨木，刘敬，钟碧霞，等．普惠型商业医疗保险的保障效果研究［J］．卫生经济研究，2024，41（02）：27–30.

［4］张欣桐，吕兰婷．新加坡多层次医疗保障体系特点及启示［J］．中国医疗保险，2024（11）：117–125.

［5］赵琳，王明慧，王丽颖．基于二维分析框架的我国普惠型商业医疗保险政策文本分析［J］．中国公共卫生管理，2024，40（05）：651–654.

［6］马振涛，郎堃，林琛．商业健康保险嵌入多层次医疗保障体系：定位作用与改善进路［J］．卫生经济研究，2024，41（11）：32–35+39.

第五章

政策变迁视角下医疗保障防返贫现状的原因分析

通过考察当前中央和各地医疗保障防返贫实践，发现医疗保障防返贫作用的重要性虽然已被认知，但在实践中并未充分发挥作用。为探究问题产生的原因，本章基于历史制度主义视角，运用间断平衡理论和路径依赖理论，得出如下结论：当前正是医疗保障减贫和防返贫政策变迁过程中的平衡阶段，医疗保障防返贫政策与医疗保障减贫政策间存在良性的可依赖路径。与此同时，本章运用多源流理论研究了当下医疗保障防返贫政策变迁的环境因素，发现由于大规模返贫现象并未发生和医疗保障与返贫之间的逻辑链条尚未完全理清，“机会之窗”的打开之时尚未来到。此外，已脱贫地区的医疗发展相对薄弱，因此影响了医疗保障防返贫作用的有效发挥。

第一节　现阶段尚处于医疗保障扶贫政策变迁的平衡期

一、理论基础

间断平衡理论（Punctuated Equilibrium Theory）最早出现在生物学领域，由古生物学家斯蒂芬·杰伊·古尔德和尼尔斯·埃尔德里奇提出，用于解释物种进化过程中的不连续性和突变性。该理论认为，物种在大多数时间内是处于相对稳定的状态，进化变化缓慢且微小。然而，在某些特定的时间节点，受环境变化或突发事件的影响，物种会经历快速和显著的变异，形成新的物种或适应新的环境。美国学者鲍姆和琼斯在阐释美国政策变迁过程时运用了生物学的进化理论。政策变迁领域的间断平衡理论在渐进主义的基础上发展而来。政策制定者既努力增强政策的认同感，又将过往的经验教训用于当前政策的调整。当经济社会环境发生改变时，如果能取得对政策制定及调整的共识，则会促成政策的成功制定或调整，否则政策制定者会通过选择较为缓慢的政策变迁方式使得政策处于动态平衡之中。间断平衡理论同时吸收了渐进主义的民主思想和社会与政策相互影响的观点。该理论认为政策变迁过程受到政策内容、政策结构和政策所处社会环境的影响。通常遵循渐进主义的稳定发展模式，甚至某些时期处于相对停滞状态，但也存在重要变革的时期。其中，正反馈机制和负反馈机制是影响政策变迁的重要反馈机制。因此，间断平衡理论对政策稳定时期、政策渐进发展时期、政策变革时期、政策创新时期的状态均具有较强的解释力。目前，该理论被广泛应用于社会政策领域。

二、基于间断平衡理论解释过渡期医疗保障政策稳定的合理性

进入相对贫困阶段后，我国解决各领域发展不平衡不充分问题、缩小城乡差距和区域差距、实现人的全面可持续发展和共同富裕目标依然任重道远。为巩固拓展脱贫攻坚成果同乡村振兴有效衔接，防止因政策中断而造成返贫，医疗保障领域必须稳定过渡期内的医疗保障政策。

（一）医疗保障扶贫政策的历史回顾

我国的医疗保障扶贫政策历程可以追溯到20世纪80年代，当时的医疗保障体系尚不完善，农村居民的医疗保障主要依靠合作医疗和自费医疗。随着经济发展和社会进步，医疗保障的覆盖范围和保障水平逐渐提高。

1997年，《国务院批转卫生部等部门关于发展和完善农村合作医疗若干意见的通知》发布，标志着农村合作医疗制度开始恢复和探索。2003年，《国务院办公厅转发卫生部等部门关于建立新型农村合作医疗制度意见的通知》发布，2003年起，在全国部分县（市）启动了新型农村合作医疗制度试点，2008年全面推行，资金来源以政府财政补贴为主，主要解决大病医疗费用。2007年，国务院发布了《国务院关于开展城镇居民基本医疗保险试点的指导意见》，明确2007年在有条件的省份选择2至3个城市启动试点，2008年扩大试点，争取2009年试点城市达到80%以

上，2010年在全国全面推开，逐步覆盖全体城镇非从业居民。以“个人缴费＋政府补贴”的模式筹集资金，重点保障住院和门诊大病医疗费用，与职工医保、新农合一起构成覆盖全体人民的医疗保障体系。为推进医疗救助基金的城乡统筹管理与使用，2013年，财政部与民政部联合印发了《城乡医疗救助基金管理办法》。为减轻人民医疗费用负担，自2015年起，国家全面实施基本医保、大病保险、医疗救助三重制度。2015年民政部等多部门发布了《关于进一步完善医疗救助制度　全面开展重特大疾病医疗救助工作意见的通知》，目标任务是：城市医疗救助制度和农村医疗救助制度于2015年底前合并实施，全面开展重特大疾病医疗救助工作，进一步细化实化政策措施，实现医疗救助制度科学规范、运行有效，与相关社会救助、医疗保障政策相配套，保障城乡居民基本医疗权益。2016年，国务院印发了《国务院关于整合城乡居民基本医疗保险制度的意见》，提出整合城镇居民基本医疗保险和新型农村合作医疗两项制度，建立统一的城乡居民基本医疗保险制度，是推进医药卫生体制改革、实现城乡居民公平享有基本医疗保险权益、促进社会公平正义、增进人民福祉的重大举措。这打破了城乡医保壁垒，有助于提升贫困人口医疗保障水平和医疗可及性。2016年，国务院扶贫办等15部门共同发布了《关于实施健康扶贫工程的指导意见》，提出：提高医疗保障水平，切实减轻农村贫困人口医疗费用负担，对患大病和慢性病的农村贫困人口进行分类救治，实行县域内农村贫困人口住院先诊疗后付费，加强贫困地区医疗卫生服务体系建设。同年，《国务院关于进一步健全特困人员救助供养制度的意见》发布，提出：“坚持托底供养。强化政府托底保障职责，为城乡特困人员提供基本生活、照料服务、疾病治疗和殡葬服务等方面保障，做到应救尽救、应养尽养。”2017 年，国家卫健委等多部门联合印发的《健康扶贫工程“三个一批”行动计划》提出：“2017—2020 年，对核实核准的患有大病和长期慢性病的农村贫困人口（指建档立卡贫困人口和农村低保对象、特困人员、贫困残疾人，下同），根据患病情况，实施分类分批救治，确保健康扶贫落实到人、精准到病，有效解决因病致贫、因病返贫问题。”2019 年，国家医保局等部门联合发布《解决贫困人口基本医疗有保障突出问题工作方案》，明确提出：“贫困人口基本医疗有保障，主要是指贫困人口全部纳入基本医疗保险、大病保险和医疗救助等制度保障范围，常见病、慢性病能够在县乡村三级医疗机构获得及时诊治，得了大病、重病后基本生活仍然有保障。建立健全基本医疗保障制度，加强县乡村医疗卫生机构建设，配备合格医务人员，消除乡村两级机构人员‘空白点’，做到贫困人口看病有地方、有医生、有制度保障。”2021 年，国家卫健委等多部门颁布了《关于印发巩固拓展健康扶贫成果同乡村振兴有效衔接实施意见的通知》，提出健全因病返贫致贫风险人群监测预警和精准帮扶机制，加强与民政、医保、扶贫（乡村振兴）等部门数据比对和共享，发挥基层医疗卫生机构服务群众的优势，对脱贫人口和边缘易致贫人口大病、重病救治情况进行监测，建立健全因病返贫致贫风险人群监测预警和精准帮扶机制，主动发现、及时跟进，做好救治、康复等健康服务，配合落实各项医疗保障政策和社会救助、慈善帮扶等措施。2023 年，三重医疗保障制度已累计减轻医疗费用负担 1883.5 亿元，惠及农村低收入人口就医 18649.8 万人次。

从表 5-1 的数据可以看出，自 2017 年后，基本医疗保险覆盖率总体稳定在 90% 以上，其中 2021 年基本医疗保险覆盖率高达 96.49%。这些数据反映了国家在推动医疗保障扶贫政策方面的持续努力和成效。通过不断改革和完善医疗保障体系，逐步实现了全覆盖和高保障，为医疗保障减贫工作打下良好的基础。

表 5-1　基本医疗保险参保人数和参保率

年份	总人口（万人）	基本医疗保险参保人数（万人）	基本医疗保险参保率
2017	140011	117681.4	84.05%
2018	140541	134458.6	95.67%
2019	141008	135407.4	96.03%
2020	141212	136131.1	96.40%
2021	141260	136296.7	96.49%
2022	141175	134592.5	95.34%
2023	140967	133389.0	94.62%

数据来源：《中国统计年鉴》（2018—2024）。

（二）当前政策的稳定性分析

目前，我国的医疗保障扶贫政策已经进入相对稳定的阶段，各项政策措施在实际操作中逐步落地和完善。

第一，城乡居民基本医疗保险制度已经实现了全覆盖，城乡居民的参保率达到较高水平，医保基金运行平稳，保障水平不断提升。

第二，医疗保障扶贫政策的精准性和个性化不断增强。通过建档立卡和动态管理，精准识别贫困人口，制定个性化的医疗保障方案，确保贫困人口能够得到及时有效的医疗服务。各地政府还通过设立专项医疗救助基金、提高医保报销比例、降低大病保险起付线等措施，进一步减轻贫困人口的医疗负担。

例如，张家港市在2022年设立了200万元的医疗专项救助慈善基金，针对在张家港市三级医院就医且引进市外指定定点医疗机构专家实施会诊手术的特定患者（张家港市户籍的低收入人口、特困职工、困境儿童、生活困难残疾人、临时救助大病人员，以及精减退职老职工、享受国家定期抚恤补助的优抚对象及部分参战参试退役人员等）给予1000元~10000元/人/次的专项补助，进一步确保他们不因病致贫返贫。

第三，医疗保障扶贫政策的协调性和联动性不断加强。各级政府和相关部门紧密合作，形成了从中央到地方的联动机制，确保医疗保障扶贫政策的顺利实施。通过信息共享和数据互通，医保、民政等部门能够及时掌握贫困人口的医疗需求和保障情况，及时调整和优化政策措施。例如，2024年，《国家医保局办公室　民政部办公厅关于进一步做好医疗救助对象信息共享工作的通知》发布，从六方面提出工作措施：一是加强医疗救助信息共享管理。二是规范医疗救助待遇享受时限。三是健全信息共享工作机制。四是落实信息共享责任。五是强化基础信息监测及核验。六是做好信息共享工作衔接。通过这些举措，保障医疗救助政策更加精准有效落实，进而切实减轻困难群众医疗费用负担。

从表5-2的数据可以看出，全国医疗救助支出额度逐年增加，从2018年424.6亿元增加到2023年746亿元，增幅为75.69%。2023年，医疗救助基金资助参加基本医疗保险人数为8020万人，有效减轻了贫困人口参加基本医疗保险的负担，门诊和住院救助人次为15340万人，比上年增加3511万人，次均住院救助和次均门诊救助为1241元、132元，中央财政医疗救助补助资金 297 亿元，为医疗救助提供了坚实的物质保障。医疗保障扶贫政策的精准性和保障水平逐年提高。大病保险报销比例的提升，进一步减轻了贫困人口的医疗负担，体现了政策的稳定性和有效性[1]。

表 5–2　2018—2023 年全国医疗救助情况

年份	全国医疗救助支出（亿元）	医疗救助基金资助参加基本医疗保险人数（万人）	门诊和住院救助人次（万人次）	次均住院救助（元）	次均门诊救助（元）	中央财政安排医疗救助补助资金（亿元）
2018	424.60	7673.9	5361	1151	106	
2019	502.20	8751.0	7050	1123	93	245
2020	546.84	9984.0	8404	1056	93	260
2021	619.90	8816.0	10126	1074	88	302
2022	626.00	8186.0	11829	1226	84	311
2023	746.00	8020.0	15340	1241	132	297

数据来源：《2018 年全国基本医疗保障事业发展统计公报》及 2019—2023 年《全国医疗保障事业发展统计公报》。

（三）政策变迁的可能性

尽管当前的医疗保障扶贫政策相对稳定，但随着社会经济环境和医疗需求的变化，未来政策变迁的可能性依然存在。

第一，经济发展和人口老龄化将对医保基金的可持续性提出新的挑战。从表 5–3 的数据可以看出，基本医疗保险收支增长率不太稳定，在

2018年、2019年、2020年、2023年这四年中，基本医疗保险基金收入增长率小于支出增长率。与此同时，老龄化程度正逐渐加重。这些趋势表明，未来医疗保障政策可能需要进行调整，以应对医疗保障需求和基金支付压力。

表5–3　基本医疗保险基金收支增长率及老龄化情况

年份	基本医疗保险基金收入（亿元）	增长率	基本医疗保险基金支出（亿元）	增长率	基本医疗保险累计结余（亿元）	增长率	老年人口系数
2018	21384.2	19.25%	17822.5	23.58%	23439.9	20.91%	11.94%
2019	24420.9	14.20%	20854.2	17.01%	27696.7	18.09%	12.57%
2020	24846.1	1.74%	21032.1	0.85%	31500.0	13.80%	13.52%
2021	28732.0	15.64%	24048.2	14.34%	36178.3	14.85%	14.22%
2022	30922.2	7.62%	24597.2	2.28%	42639.9	17.86%	14.88%
2023	33504.9	8.35%	28210.5	14.69%	47951.0	12.46%	15.40%

数据来源：《中国统计年鉴》（2018—2024）。

注：增长率＝（现期量－基期量）/基期量×100%；老年人口系数＝其中的65岁以上人口数/抽样人口数。

第二，医疗技术的进步和医疗服务需求的变化将对医疗保障政策提出新的要求。随着医疗技术的不断进步和医疗服务需求的多样化，医疗保障政策需要及时调整和优化，以适应新的医疗服务模式和技术。例如，互联网医疗、远程医疗和个性化医疗等新兴医疗服务模式的出现，可能需要医疗保障政策在支付标准、报销范围和管理方式等方面进行调整，以提高医疗服务的可及性和效率。

第三，突发公共卫生事件可能引发医疗保障政策的应急调整。近年来，突发公共卫生事件对医疗保障政策提出了新的挑战。在应对突发公共卫生事件时，医疗保障政策需要迅速调整，以确保医疗资源的及时供应和患者的有效救治。例如，在新冠疫情期间，各地政府迅速调整医疗保障政策，加大对新冠治疗费用的报销力度，提供临时医疗救助，确保患者能够得到及时有效的治疗，减轻因病返贫的风险。政策环境和社会舆论的变化也可能影响医疗保障政策的变迁。随着社会公众对医疗保障需求的提升和对医疗保障政策关注度的增加，政策制定者需要更加重视社会舆论和公众需求，及时调整和优化医疗保障政策。例如，社会公众对重大疾病和慢性病的保障需求日益增加，未来可能需要进一步提高重大疾病和慢性病的医保报销比例，扩大保障范围，减轻患者的医疗负担。

第二节　现阶段对前阶段医疗保障扶贫工作依赖性较强

一、理论基础

20 世纪 80 年代以来历史制度主义得到迅速发展。斯坦莫和瑟伦等人首次提出，将过去、现在与未来的政策制度串联起来用于阐释政策制度变迁的特征和影响因素。在结构观上，历史制度主义将影响制度产生、演化和变革的各种变量共同放于一条因果链条中，以探究制度变迁过程中多元变量相互作用的因果关系。新制度主义经济学家道格拉斯·诺思提出了路径依赖理论。该理论强调历史事件和初始条件对当前和未来选择的持久影响。这种影响既存在不可逆转性，又具有自我强化趋势。该自我强化趋势被历史制度主义看作政策制度变迁层面的路径依赖。其中广义的路径依赖可以理解为前一阶段的历史实践会影响甚至决定到后一阶段的决策、实践和结果。根据性质的不同又可以将其分为良性路径依赖和恶性路径依赖。良性路径依赖是指前期政策和制度被实施和执行后产生了报酬递增效果且对相关制度产生正面影响。恶性路径依赖是指当政策和制度决策形成实施以后效率逐渐降低，但受困于一些主观或客观因素又无法完善，并对其他政策和制度产生负面影响。路径依赖理论不仅适用于技术变迁，还广泛应用于制度变迁、组织行为和政策分析等领域。在制度变迁中，路径依赖强调历史制度的惯性和调整成本，使得制度变迁往往以渐进式改革为主，而非激进式变革。在组织行为中，路径依赖解释了组织文化和惯例对决策和行为的持久影响。在政策分析中，路径依赖揭示了政策制定和实施过程中历史选择的重要性，尤其在公共政策和社会治理领域。

二、前阶段医疗保障扶贫工作的成效

我国医疗保障扶贫工作自启动以来，取得了显著成效，为广大贫困人口提供了基本医疗保障，减少了因病致贫和因病返贫的现象[2]。

第一，新型农村合作医疗制度和城乡居民基本医疗保险制度的实施，使得农村和城市低收入人群能够享受基本医疗保障。如表 5-4 所示，2023 年，全国城乡居民基本医疗保险参保人数虽有略微下降，但城乡居民基本医疗保险的防返贫作用不可忽视。精准识别和动态管理的实施，有效提高了医疗保障的针对性和覆盖面。通过建档立卡和家庭经济状况核查，精准识别贫困人口，并根据其经济状况和医疗需求制定个性化的医疗保障方案。根据《2023 年全国医疗保障事业发展统计公报》数据显示，全国纳入监测范围农村低收入人口参保率稳定在 99% 以上。

第二，医疗保障扶贫政策通过提高医保报销比例和降低大病保险起付线，进一步减轻了贫困人口的医疗负担。各地政府积极探索并实施了多种扶贫措施，如提高医保报销比例、设立专项医疗救助基金、降低大病保险起付线等。2019 年，《国家医疗保障局　财政部关于做好 2019 年城乡居民基本医疗保障工作的通知》发布，明确提出：提高大病保险保障功能。降低并统一大病保险起付线，原则上按上一年度居民人均可支配收入的 50% 确定，低于该比例的，可不做调整；政策范围内报销比例由 50% 提高至 60%；加大大病保险对贫困人口的支付倾斜力度，贫困人口起付线降低 50%，支付比例提高 5 个百分点，全面取消建档立卡贫困人口大病保险封顶线，进一步减轻大病患者、困难群众医疗负担。

第三，医疗保障扶贫政策在推动医疗资源下沉和医疗服务均等化方面也取得了显著成效。通过建立基层医疗机构、加强乡村医生培训、推广远程医疗等措施，提高了贫困地区的医疗服务水平。根据国家卫生健康委数据，2018 年至 2021 年，全国乡镇卫生院和村卫生室的数量分别增加了 10% 和 15%，乡村医生的数量增加了 20%。

表 5–4　城乡居民基本医疗保险参保人数

年份	参保人数（万人）	年份	参保人数（万人）
2017	87358.7	2021	100865.9
2018	102777.8	2022	98349.1
2019	102482.7	2023	96294.4
2020	101676.0		

数据来源：《中国统计年鉴》（2018—2024）。

三、当前政策的路径依赖性分析

当前的医疗保障扶贫政策在很大程度上依赖于前阶段的政策基础和实施经验。这种路径依赖性体现在多个方面。

第一，在参保率和覆盖面方面，当前政策延续了前阶段的高覆盖率和高参保率基础。前阶段的高覆盖率和高参保率为当前政策的实施提供了坚实基础，使得医疗保障政策能够在较大范围内发挥作用。

第二，当前政策在精准识别和动态管理方面继续沿用了前阶段的做法。通过建档立卡和家庭经济状况核查，及时更新和调整贫困人口的医疗保障方案，确保政策的精准性和有效性。甘肃省医保局依托国家医疗保障信息平台，建设了甘肃省防因病致贫返贫医保监测平台。纳入监测平台进行动态监测的城乡低收入人群，主要包括特困人员、孤儿（含事实无人抚养儿童）、低保对象、易返贫致贫人口、返贫致贫人口、因病因灾因学因意外等刚性支出较大致基本生活严重困难群众等。自监测平台上线以来，实现了城乡低收入人口的全覆盖。该平台对低收入人口医疗费用情况进行动态监测，并向有关部门实时共享数据，为精准实施倾斜帮扶提供依据。2023年，共推送监测数据163193条。其中，向民政部门推送监测对象数据19934条，向乡村振兴部门推送监测对象数据38923条；同时向民政、乡村振兴部门推送一般农户数据104336条。

第三，当前医疗保障扶贫政策在提高报销比例和降低大病保险起付线方面，依然延续了前阶段的策略。通过不断调整和优化报销政策，进一步减轻贫困人口的医疗负担。2022年，甘肃省对城乡低保、特困人员、返贫致贫人口实施大病保险倾斜保障政策，将起付线降至2500元，报销比例提高5%。2023年发布的《湖州市发挥医保支付杠杆作用促进基层医疗卫生高质量发展实施办法》指出，提高城乡居民医保参保人员医保报销比例，基层医疗机构政策范围内门诊报销比例提高至60%、三级医疗机构政策范围内住院报销比例提高至63%。适度提高职工医保在二级以下医疗机构的住院报销比例，一级及以下医疗机构政策范围内住院报销比例在职职工提高至90%，二级医疗机构政策范围内住院报销比例在职职工提高至85%、退休人员提高至90%。

第四，当前政策在推动医疗资源下沉和医疗服务均等化方面，也延续了前阶段的成功经验。通过继续加强基层医疗机构建设、推广远程医疗和加强乡村医生培训等措施，提高了贫困地区的医疗服务水平。《2023年我国卫生健康事业发展统计公报》显示，截止到2023年末，全国乡镇卫生院和村卫生室的数量分别达到33753个和581964个，其卫生人员分别达到160.5万人和132.7万人，相较于2022年，乡镇卫生院人员增加7.5万人，村卫生室的执业（助理）医师增加0.6万人。

四、路径依赖对政策创新的影响

路径依赖确保了政策的连续性和稳定性，使得政策能够在已有的基础上持续推进和优化。通过延续前阶段的成功经验和做法，政策制定者能够更好地预测和应对可能出现的问题，提高政策的实施效果[3]。例如，前阶段医疗保障扶贫政策在提高报销比例和降低大病保险起付线方面取得了显著成效，当前政策在此基础上进行了进一步提升，有效减轻了贫困人口的医疗负担。但路径依赖在一定程度上对医疗保障扶贫政策的创新产生了影响[4]。

第一，路径依赖可能限制政策创新的空间，使得政策在面对新的挑战和需求时难以做出迅速调整和应对。由于历史选择和既定路径的影响，政策制定环节可能存在沿用已有的做法和经验，对新的技术、模式和观念关注不足。例如，随着互联网医疗和远程医疗的发展，医疗服务模式发生了显著变化。在此情况下，医疗保障扶贫政策在支付标准、报销范围和管理方式等方面的调整应更加及时，充分利用新技术，释放其在便利性和效率方面的潜力。

第二，路径依赖可能导致政策创新的成本和风险增加。由于既定路径和惯例的存在，政策创新往往需要打破原有的制度框架和运行机制[5]，涉及利益调整和资源重新配置。这种变革过程可能面临阻力和风险，使得政策创新的成本增加。例如，在推进医疗资源下沉和医疗服务均等化方面，基层医疗机构和远程医疗的建设取得了一定成效，不过由于传统医疗资源分布不均和利益格局的存在，政策创新的难度和成本依然较高。

从表 5–5 的数据可以看出，互联网医疗用户规模和用户使用率逐年增加，但政策创新的成本和风险也在相应增加。2024 年 6 月 6 日，《国务院办公厅关于印发〈深化医药卫生体制改革 2024 年重点工作任务〉的通知》指出，加强基层医疗卫生服务能力建设，改善基层医疗卫生机构基础设施条件，推广智慧医疗辅助信息系统。这对互联网医疗领域提出了更高要求。这表明，尽管路径依赖确保了政策的连续性和稳定性，但在面对新技术和新需求时，政策创新的难度和成本依然较高。

表 5–5　互联网医疗覆盖率

年份	互联网医疗用户规模（万人）	用户使用率
2020	21480	21.7%
2021	29788	28.9%
2022	36254	34.0%
2023	41393	37.9%
2024	41765	37.7%

数据来源：第 55 次《中国互联网络发展状况统计报告》（中国互联网络信息中心）。

第三节　多源流理论：医疗保障防返贫制度变迁的机会之窗尚未打开

一、理论基础

1984 年美国政治学家约翰·金登在《议程、备选方案与公共政策》

一书中提出多源流理论，旨在解释在复杂的政治环境中公共政策的形成与变迁过程。该理论认为，公共政策制定场域存在三种相互独立的源流：问题流、政策流、政治流。三种源流有不同的流动路径，但在关键时间节点实现耦合、相互交汇，启动“机会之窗”，大大增加了政策变迁的可能性。问题流、政策流、政治流和机会之窗是多源流理论中的核心概念。

问题流指的是社会中遇到的各种问题和挑战，这些问题需要被识别、定义和优先考虑。问题流的形成通常依赖于数据分析、公众关注和媒体报道等因素[6]。例如，医疗费用的高涨和因病返贫现象可能会引起广泛关注，成为问题流中的重要问题。

政策流则指的是政策专家和学者提出的各种政策解决方案和建议。这些解决方案需要政策流共同体通过开展调查研究、发表文章或著作、参加听证会和研讨会、提交咨询报告等方式进行大范围地讨论与评估，经过不断地修改和优化，才能形成具有可行性的政策选项。例如，针对医疗保障防返贫问题，专家可能会提出提高医保报销比例、设立专项医疗救助基金等政策建议。

政治流包括政府的政治意愿、社会舆论和利益集团的影响等因素。政治流的变化往往受到选举结果、政府更替和政策优先级调整等事件的影响。

多源流理论的一个关键概念是“机会之窗”，即当问题流、政策流和政治流在某个时间点上相互交汇和耦合时，促成政策变迁的可能性大大增加。机会之窗的打开通常是短暂的，因此政策制定者需要在窗口期内迅速行动，推动政策变革。

作为公共政策领域的经典理论，该理论对政策变迁研究具有较强解释力，应用范围广泛，不仅适用于国内政策研究，还可以用于国际政治和公共管理等领域。它提供了一种动态和系统的视角，帮助我们理解政策变迁的复杂性和多样性。

二、政策多源流理论视域下医疗保障扶贫政策的变迁动力

在多源流理论的框架下，医疗保障防返贫制度的变迁需要政策流、问题流和政治流的相互作用。目前，这三个流动在我国的医疗保障防返贫领域尚未完全汇合。

第一是问题流。我国的医疗保障防返贫问题仍然存在一定挑战，尤其是农村和偏远地区的贫困人口因病致贫和因病返贫现象相对较为突出。全国防止因病返贫动态监测系统数据显示，自 2021 年以来，该系统累计重点监测“三类户”中存在因病致贫返贫风险的接近 108 万户，占到全部监测重点户的 48.13%。尽管政府采取了一系列措施来提高医保覆盖率和报销比例，但依然存在问题，如医保资金不足、医疗资源分布不均等。这些问题需要被政府与社会更广泛关注和深入研究，才能成为政策变迁的动力。

第二是政策流。政策流中的专家和学者已经提出了多种解决方案，例如提高医保报销比例、设立专项医疗救助基金、推广互联网医疗等。这些政策建议还需要在政策社区中进行广泛讨论和评估，经过筛选和优化，才能形成可行的政策选项。当前，政策流中的讨论依然分散，尚未形成一致的政策方案，这也使得政策变迁的难度增加。

最后是政治流。政治流的变化主要受到政府的政治意愿、社会舆论和利益集团的影响。目前，医疗保障防返贫已成为政府重点关注的民生议题。随着一系列防返贫政策的出台和落实，该工作在政策体系中的优先级持续提升，不断被推向深入实施阶段。

三、机会之窗打开所需条件

根据多源流理论模型，问题流、政策流、政治流三流耦合需满足以下条件。

第一，问题流。进一步强化问题的显著性。首先，明确医疗支出与返贫之间存在一定的因果关系。根据国家卫生健康委的统计，自 2021 年到 2023 年年底，重点监测的"三类户"，也就是脱贫不稳定户、边缘易致贫户和突发严重困难户，这"三类户"当中，主要返贫风险为因病人员的占比在 40% 以上。目前农村地区医疗救助和大病保险防贫效应还有待提升。主要体现在政策宣传推广力度、财政投入等方面。基于此，亟需进一步加强基层执行能力、优化政策设计并扩大医疗救助和大病保险覆盖面。其次，推动医疗保障防返贫问题受到舆论关注。可以利用典型案例（如某地某家庭因病返贫）引发公众共鸣，进一步提高社会关注度和媒体报道力度，使其成为公众关注的焦点，进而形成社会压力。

第二，政策流。进一步形成具有可行性的政策方案。首先，优化制度设计和政策协同。明确各部门职责，建立医保、卫健、民政、乡村振兴等跨部门的沟通协调机制，实现业务无缝对接与信息实时共享。

通过进一步整合基本医保、大病保险、医疗救助三重医疗保障制度，统一医保报销流程和防返贫待遇标准，提升政策协同效应。其次，整合试点并进行推广，构建全国性政策框架。将诸如河南“政府+慈善+保险”新型防贫保、芜湖“医疗救助兜底”等试点举措标准化，总结提炼试点地区的可借鉴性经验，渐进式在全国范围内推广，同时鼓励各地政府结合各自实际情况进行医疗保障防返贫政策创新，不断完善医疗保障防返贫政策体系。最后，加强协同配套措施。通过加强乡村全科医生培养、加大基层医疗卫生机构投入、推进分级诊疗、提升医疗服务水平和基层医疗保障能力。通过商业保险、慈善基金等方式吸引鼓励更多社会力量参与医疗保障防返贫事业，在拓宽资金来源渠道的同时，整合各方资源和智慧提出更加全面和可行的政策方案。通过动态监督医疗保障防返贫政策执行情况，优化政策执行，实现精准帮扶。

第三，政治流。进一步推动政治共识的形成。首先，抓住健康中国和共同富裕的契机，强力提升医疗保障防返贫的政策优先级，提高对该项工作的重视程度，制定系统规划和长效机制。比如，建立财政保障制度，在各级财政预算中继续增加对医疗保障防返贫的资金投入，为政策执行持续提供资金保障；各级政府需要继续保持政策具有可持续性和连贯性，避免医疗保障防返贫工作出现断层。其次，进一步凝聚社会共识。社会公众对医疗保障防返贫问题的关注以及支持是推动政策形成与发展的重要力量。可以积极利用线上线下，通过多种渠道，如社区宣讲、公益广告、新媒体传播等资源宣传医疗保障政策的重要意义、政策内容、对困难群体看病的有效帮扶作用等，引起社会广泛关注，提高社会公众对政策的理解和支持，增强社会公众对医疗保障防返贫工作的认同感。鼓励媒体报道医疗保障防返贫的地方先进经验和成功案例，在全社会营造良好的舆论氛围，形成全社会共同关注的良好局面。再次，对利益相关者进一步进行协调。通过财政、税收等政策激励与引导医疗机构、慈善组织、保险公司等与医疗保障防返贫政策密切相关的利益相关者参与多层次医疗保障体系的构建，使他们成为推动政策落地的积极力量。通过立法推动政府不同部门之间的协调于合作。国家卫生健康委、国家医保局、国家乡村振兴局、民政部、财政部等主要相关部门可以多采取联合行动，减少部门之间的沟通成本和权责摩擦。最后，进一步发挥政策企业家的推动作用。强调专家学者、人大代表、政策倡导者、地方官员等政策企业家在医疗保障防返贫政策中的重要作用。引导他们将问题、方案和政治机会相联结，再通过研究、提案、宣传、智库报告和政策建议等方式促使医疗保障防返贫问题进入公共政策议程。

基于多源流理论模型的分析来看，现阶段医疗保障防返贫制度变迁的机会之窗已经具备了一定的现实基础。问题源流方面，动态监测平台的建立和使用使治理因病返贫风险更加精准；政策源流方面，三重医疗保障体系的建立和完善使医疗保障防返贫拥有了制度保障；政治源流方面，政府关注度和社会参与度的提升使医疗保障防返贫具备了良好的外部条件。利用好共同富裕与乡村振兴的政策窗口期，通过制度创新和技术赋能不断克服这些挑战，能够促使政策流、问题流和政治流的相互交汇，最终打开医疗保障防返贫制度变迁的机会之窗。

第四节　医疗保障水平影响防返贫作用发挥

一、理论基础

医疗保障水平是衡量一个地区或国家医疗保障体系健全程度的重要指标。它不仅直接影响居民的健康权益，还间接影响社会稳定和经济发展。衡量医疗保障水平的标准通常包括医保覆盖率、报销比例、筹资水平、资金管理等多个方面。

具体的衡量方法一般采用定量和定性相结合的方法，通过统计数据、问卷调查和专家评估等手段进行综合评估。例如，可以通过统计数据分析医保覆盖率和报销比例，通过问卷调查了解居民对医保服务的满意度，通过专家评估分析医保资金管理的科学性和可行性。

医疗保障水平的提升需要政府、社会和个人的共同努力。政府应加大财政投入，完善医疗保障制度，确保医保覆盖率和报销比例的不断提高。社会各界应积极参与医疗保障制度的建设和改革，提供更多的支持和帮助。个人应增强健康意识，合理利用医保资源，提高自我保健能力。

二、现阶段医疗保障水平影响防返贫作用发挥

（一）医保覆盖率的城乡差距依然存在

从总体医保覆盖率来看，全国的医保覆盖率自2018年来稳定在95%以上。这一显著提升主要得益于政府政策的支持和财政投入的增加。政府通过扩大医保覆盖范围、提高财政补贴力度以及推广“互联网+医保”等措施，有效地增强了医保制度的吸引力和便利性。

政府财政补贴在提高医保覆盖率方面起到了至关重要的作用。财政补贴的逐年增加，为扩大医保覆盖范围和提高医保服务质量提供了坚实的保障，不仅反映了政府对医保工作的重视，也为医保覆盖率的提高提供了有力支持。

尽管农村地区的医保覆盖率提升明显，但仍低于城市地区。城乡医保覆盖率差距的缩小，反映出全国在加强农村医保覆盖方面做出了显著努力。然而，信息的传播渠道较为有限、居民对医保政策的认知不到位、医保服务的质量和效率较低等因素影响了农村地区的参保积极性。因此，需要通过多种渠道，如电视、广播、网络等，广泛宣传医保政策，提高居民对医保政策的了解度和认同度，增强居民的参保意识。此外，需要下沉医疗资源，完善医保服务体系，提高服务质量，吸引居民参保。

（二）不同类型医保制度的报销比例差距较大

医疗费用报销比例是衡量医疗保障水平的重要指标之一。全国的医

疗费用报销比例近年来有所提高，但仍存在一些提升空间。比如部分居民自付的医疗费用依然较高，部分贫困家庭因病致贫和因病返贫的风险较大。

全国的医保报销比例提升主要得益于政府的政策支持和医保基金的有效管理。近年来，全国政府通过提高医保报销比例、加强医保基金监管、推广互联网＋医保等措施，逐步提高了医保报销比例。尽管成效显著，但仍有些问题需要解决。例如，部分地区医保基金不足，影响了报销比例的提高；部分居民对医保报销政策的了解不足，影响了医保报销的实际效果。

根据表5-6和表5-7，分析城镇职工基本医疗保险和城乡居民基本医疗保险报销比例，可以发现城乡之间的差距依然存在。以住院报销为例，城镇职工基本医疗保险住院费用目录内基金支付比例近年来稳定在85%左右，城乡居民基本医疗保险住院费用目录内基金支付比例约70%，两者报销比例有一定差距。尽管农村地区的医保报销比例提升明显，但仍低于城市地区。城乡医保报销比例差距的缩小，反映出全国在加强农村医保保障方面做出了显著努力。然而，农村地区的报销比例依然低于城市，这表明在提高农村居民报销比例方面还有许多工作要做。

表5-6　城镇职工基本医疗保险住院报销比例

年份	住院费用目录内基金支付比例	三级医疗机构支付比例	二级医疗机构支付比例	一级及以下医疗机构支付比例
2018	81.6%	80.5%	83.5%	85.9%
2019	85.8%	85.0%	87.2%	89.3%
2020	85.2%	84.3%	86.9%	88.7%

续表

年份	住院费用目录内基金支付比例	三级医疗机构支付比例	二级医疗机构支付比例	一级及以下医疗机构支付比例
2021	84.4%	83.4%	86.9%	87.9%
2022	84.2%	79.8%	87.2%	89.2%
2023	84.6%	83.5%	87.4%	89.4%

数据来源：《2018 年全国基本医疗保障事业发展统计公报》及 2019—2023 年《全国医疗保障事业发展统计公报》。

表 5-7　城乡居民基本医疗保险住院报销比例

年份	住院费用目录内基金支付比例	三级医疗机构支付比例	二级医疗机构支付比例	一级及以下医疗机构支付比例
2018	65.6%	59.3%	69.1%	76.2%
2019	68.8%	63.6%	72.1%	77.5%
2020	70.0%	65.1%	73.0%	79.8%
2021	69.3%	64.9%	72.6%	77.4%
2022	68.3%	63.7%	71.9%	80.1%
2023	68.1%	63.2%	72.4%	80.8%

数据来源：《2018 年全国基本医疗保障事业发展统计公报》及 2019—2023 年《全国医疗保障事业发展统计公报》。

医保基金规模在提高医保报销比例方面起到了至关重要的作用。如表 5-3 所示，虽然基本医疗保险基金增长率变化不定，但从整体而言，基金收入和基金累计结余呈现正向增长。医保基金规模的逐年增加，不仅反映了政府对医保工作的重视，也为提高报销比例提供了有力支持。

尽管全国在医保报销比例方面取得了显著成就，依然存在一些问题需要解决。部分居民对医保报销政策的了解不足，导致报销意愿不高。特别是在农村地区，信息的传播渠道较为有限，居民对医保报销政策的认知程度较低，影响了他们的报销积极性。因此，加强医保报销政策的宣传和教育，提高居民对医保报销政策的了解和认同，是提高报销比例的重要措施。部分地区的医保服务不完善，也影响了居民的报销积极性。医保服务的质量和效率直接关系到居民对医保制度的信任和依赖。因此，完善医保服务体系，提高服务质量，是提高报销比例的关键。

提高医保报销比例，需要政府、社会和个人的共同努力。政府应继续加大财政投入，加强医保基金监管，确保医保基金的安全和可持续。财政投入是提高医保报销比例的基础，只有在充足的财政支持下，才能保障医保制度的可持续发展。社会各界应加强宣传和教育，提高居民对医保报销政策的了解和认同。通过多种渠道，如电视、广播、网络等，广泛宣传医保报销政策，增强居民的报销意识。最后，个人应增强自我保健意识，合理利用医保资源。只有全社会共同努力，才能推动医保报销比例的持续提高。

（三）医保资金管理有待改善

医保资金管理是确保医疗保障制度运行效果和可持续发展的关键。全国的医保资金管理近年来有所改善。本章参照施丹等人的研究，采用当年基金支出与基金累计结余之比反映当年医保基金总额的有效使用程度[7]，如表 5-8 所示，医保基金有效使用程度仍存在可提高空间，可能的原因有：部分地区医保基金管理不规范，存在资金浪费等现象；部分居民对医保基金的使用情况了解不足，影响了医保基金的使用效果。

表 5-8　基本医疗保险基金有效使用程度

年份	基本医疗保险基金支出（亿元）	基本医疗保险累计结余（亿元）	基金有效使用程度
2018	17822.5	23439.9	76.03%
2019	20854.2	27696.7	75.29%
2020	21032.1	31500.0	66.77%
2021	24048.2	36178.3	66.47%
2022	24597.2	42639.9	57.69%
2023	28210.5	47951.0	58.83%

数据来源：《中国统计年鉴》（2018—2024）。

政府监管力度的增强也是提高医保基金管理水平的关键因素。应通过加强政府监管力度提高医保基金管理水平，进而促进医保基金的有效利用。如增加审计频次、建立违规行为的惩罚机制等。监管力度的增强不仅有助于防范和打击医保基金管理中的违规行为，也有助于提高医保基金的使用效率和透明度。在增强政府监管的同时，也要兼顾解决以下问题。部分地区的医保基金管理水平不平衡，部分地区的使用效率和透明度仍有待提高。居民对医保基金使用情况的了解和认同度仍然不足，影响了医保基金的使用效果。特别是在农村地区，信息传播渠道较为有限，居民对医保基金的认知程度较低，影响了他们的报销积极性和医保资源的有效利用。在加强政府监管的同时提高居民认知度，实现“两手抓，两手都要硬”，是提高基金有效利用率的重要手段。

本章主要参考文献

[1] 王茜，史毅，郭娜，等.改善健康人力资本 巩固脱贫攻坚成果——来自凉山彝族自治州的调研发现［J］.人口与健康，2023（02）：29-32.

[2] 李静，王月金，殷宇飞.脱贫地区农户脱贫成果的脆弱性分析——基于四省四县农民健康扶贫调研数据［J］.社会科学战线，2023（01）：73-81.

[3] 李永平.巩固拓展医疗保障脱贫攻坚成果有效衔接乡村振兴的思考［J］.中国医疗保险，2023（09）：38-42.

[4] 郭册，张秋娟，王文玫.乡村振兴背景下城乡居民基本医疗保险制度研究［J］.农村经济与科技，2023，33（21）：165-167.

[5] 唐克伟.过渡期发生规模性返贫的风险挑战与对策建议［J］.重庆行政，2023，23（04）：22-24.

[6] 李志鹏，高健，陈玉倩，等.我国治理因病致贫返贫的政策变迁及长效机制研究［J］.常州大学学报（社会科学版），2023，23（04）：39-47.

[7] 施丹，张新花，徐明江，等.2007 年 2011 年广西城镇职工基本医疗保险运行状况评价［J］.医学与哲学（A），2016，37（01）：70-73.

第六章

医疗保障防返贫长效机制的构建

我国脱贫攻坚战取得了全面胜利，不过因病致贫返贫的治理问题仍旧存在。当下，应在明确新阶段医疗保障防返贫的政策目标、基本原则和理论逻辑的前提下，构建医疗保障防返贫长效机制，提升医疗保障防返贫政策效能，推动医疗保障反贫困实现高质量发展。

第一节　医疗保障防返贫长效机制的目标和基本原则

一、医疗保障防返贫长效机制的目标

医疗保障防返贫长效机制的目标既要完善本身的医疗保障扶贫治理机制，也要与我国后脱贫时代社会经济政策目标相呼应。2020 年脱贫攻坚目标任务完成后，“三农”工作的底线任务之一是不发生规模性返贫[1]。

国家医疗保障防返贫最直接目的是巩固拓展脱贫攻坚成果，进而服务于促进乡村振兴和实现共同富裕。具体而言，主要包括增强医疗保障减贫的可持续性、间接提高贫困群体收入水平和促进脱贫地区经济发展三个目标。

（一）增强医疗保障减贫可持续性

自医疗保障扶贫提出以来，有诸多学者认为医疗保障是减少贫困的重要制度工具之一[2][3]。从以往研究来看，医疗保障可以通过降低个人自付医疗费用，提升其医疗保健机会以及降低灾难性医疗支出发生概率来发挥减贫功能[4][5][6][7]。整体来看，我国医疗保障对贫困地区的倾斜性政策在减少因病致贫返贫方面取得了显著成就[8]。如果医疗保障减贫从超常规集中资源进入到常规化状态，医疗保障减贫效果是否会难以为继？到了后脱贫时代，原有的脱贫攻坚期间的体制机制会根据国家新形势而实施调整，医疗保障减贫制度中的资源投入可能会减少，行政性干预可能会降低，增强医疗保障减贫可持续性就成了更加紧要的任务。

（二）间接提高贫困群体收入水平

后脱贫时代，我国的绝对贫困已经消除，但相对贫困却还将长期存在。脱贫群体是相对贫困群体的组成部分之一。因其脆弱性，部分脱贫群体仍具有返贫风险。在当前的经济情况下，防范脱贫群体返贫的关键在于提高贫困群体收入水平。这同时是目前及今后相当长一段时间内治理贫困需要面临的重要问题。新时期脱贫群体在提高收入水平方面呈现出一些新特征：第一，在脱贫攻坚阶段，我国将大量的财政资源向贫困群体大幅倾斜，使其转移性收入增幅较快，在后脱贫时代，这部分群体该项收入的增长态势将更趋平稳；第二，在当前复杂多变的国际环境下，全球经济发展面临诸多不确定性因素，相对贫困群体的收入主要来源于工资性收入，但这部分收入可能遭遇“天花板约束”；第三，在脱贫攻坚阶段，产业扶贫政策使得贫困地区的产业得到大力发展，投资产业一方面提升了当地脱贫群体的经营性收入，另一方面也使得脱贫群体面临潜在的产业经营失败的风险[9]。在这样的形势下，医疗保障防返贫可以通过帮助相对贫困群体减轻医疗负担并尽快恢复健康，助力相对贫困群体及其家庭成员更早地参加有收入的社会劳动，进而间接帮助脱贫地区相对贫困群体实现提高收入水平的目标。

（三）促进脱贫地区经济发展

后脱贫时代，我国脱贫地区仍然是促进乡村振兴和实现共同富裕的短板。第一，脱贫地区经济发展水平持续稳定提高，才能从根本上防范脱贫群体不会出现大规模性返贫。第二，助力脱贫地区经济发展才能缩小区域经济发展不平衡。党的十九大提出，人民日益增长的美好生活需要与不平衡不充分的发展之间的矛盾已经成为当前我国社会的主要矛盾。基于共同富裕的基本要求，全民应享有公平的基本医疗保障权益。而公平有效的医疗保障制度才能通过增加人力资本积累、提供患病时稳定预期、优化劳动力资源配置、促进健康产业持续发展而推动经济发展[10]。医疗保障防返贫力求通过优化制度设计提升制度公平性，促进制度适应经济社会变化的新趋势，为普通社会成员尤其是相对贫困群体提供更多的就业机会和发展机会，促进脱贫地区经济发展，为实现共同富裕贡献力量。

二、医疗保障防返贫长效机制的基本原则

医疗保障防返贫需要长久坚持久久为功。脱贫地区相对贫困群体与疾病常常形成复杂的多重影响作用关系，持续性陷入“贫困—疾病—贫困”的陷阱并形成恶性循环，往往体现为因贫致病、因病滞贫、因病致贫三种形式的相互影响与作用。构建医疗保障防返贫长效机制，需要遵循一些基本原则。

（一）长期目标与短期目标相结合原则

构建医疗保障防返贫长效机制，需要遵循长期目标与短期目标相结合原则。一方面，从长期目标的达成着手，需要转变脱贫群体的健康理念，通过普及健康知识，引导其进行自身的健康管理，改变不良的生活习惯，将日常医疗保健视为生活的组成部分。另一方面，从短期目标出发，仍然要重视发生疾病风险后的事后补偿，通过三重医疗保障制度减轻疾病尤其是重特大疾病的医疗负担，降低脱贫群体因病致贫返贫的风险。

（二）地区倾斜与群体倾斜相结合原则

构建医疗保障防返贫长效机制，需要遵循地区倾斜与群体倾斜相结合原则。为推动地区间医疗保障制度公平性的实现，一方面，稳步推进

基本医疗保险全国统筹，在现有基础上，逐步统一筹资比例、待遇水平、支付目录与支付标准。另一方面，充分考虑脱贫地区在医疗保障体系建设中存在的资金缺口和基础设施短板等问题，中央财政可向脱贫地区进行资金倾斜，助力其提升医疗保障的保障能力。为实现群体间医疗保障制度的公平，一方面，针对低保对象、特困人员、低收入家庭等不同相对困难群体，提供差异化、梯度化的参保缴费支持。另一方面，合理界定参保患者实际高额医疗支出标准，精准识别返贫边缘群体和特殊困难群体，为其提供倾斜性医疗保障政策，有效防范因病致贫返贫风险。

（三）提高保障水平与提升医疗水平相结合原则

构建医疗保障防返贫长效机制，需要遵循提高保障水平与提升医疗水平相结合的原则。目前，我国医疗保障主要使用的基金责任封顶制，国际上个人责任封顶制在防范因病致贫返贫、提升医疗保障的保障效能上，积累了一些可供参考的经验。该模式根据经济情况确定参保家庭能够承担的医疗费用最高限额，医疗保障基金通过承担超出最高限额的部分来解决灾难性医疗支出问题。公民一旦患病，就需要看病来恢复身体健康，这时除了钱还需要两个条件：医和药，即可及有效的医疗服务、合适的药物和医疗器械。为此，提升脱贫地区的医疗水平也至关重要。通过对脱贫地区医疗人才的引进和培养，提高当地医疗人才的整体能力，同时加强脱贫地区卫生体系建设，升级医疗设备设施，提高医疗服务质量，才能最终提高当地的医疗水平，提升脱贫群体的医疗服务可及性，降低因病致贫返贫风险[11]。

（四）政府、市场和社会相结合的原则

构建医疗保障防返贫长效机制，需要遵循政府、市场和社会相结合的原则。作为实现资源有效配置的三种方式，在后脱贫时代要继续发挥三者的作用。医疗保障反贫困作为国家反贫困政策体系的重要组成部分，强调多元主体的协同作用。政府作为主要力量发挥主导和兜底作用，同时也为市场和社会力量发挥作用提供有利的条件。市场力量有助于医疗保障防返贫效率的提升，尤其是提高医疗保障防返贫基金的使用效率。除了依靠政府机制和市场机制协同发力外，还应当引导社会力量发挥积极作用，鼓励社会成员成立民间的非营利性疾病风险保障组织，为患病困难群体提供补充性医疗保障，从而使其获得额外的更好的医疗保障和服务。

第二节　医疗保障防返贫长效机制构建的理论逻辑

防止因病返贫是巩固拓展脱贫攻坚成果的重要要求。医疗保障防返贫不仅包含对贫困对象的经济补偿，还包括对贫困对象的医疗服务供给，能够切实提高预防性医疗服务的可及性，降低各类贫困对象因病返贫的风险。政府通过医疗保险制度、医疗救助制度、医疗服务制度降低在个体层面、家庭层面和社会层面的经济风险、健康风险，并阻断两种风险之间的因果链条。以下将从个体、家庭和社会等层面构建分析框架，以深入剖析医疗保障防返贫的内在理论逻辑。

一、个体逻辑：提升可行能力

提升个体可行能力有助于提高个体内生发展能力与发展动力，是增强个体稳定脱贫能力、防止个体返贫的关键。按照阿马蒂亚·森的研究，可行能力被定义为各种有可能实现的功能性活动组合，是个体所拥有的享受自己有理由珍视的生活的实质自由（阿马蒂亚·森，2002）。具体来讲，可行能力既包括物质层面的实质自由，也包括诸如社会成就、社会交往等精神层面的实质自由。贫困产生的根源很大程度上源于可行能力缺失，后脱贫时代预防个体返贫的重点也是可行能力缺失。根据森的定义，功能性活动中包含健康的身体，同时获得健康的自由程度是公民是否拥有健康福利的重要评价指标。由于公民在初始资源及健康禀赋等方面的差异性，公民的健康可行能力分布呈现不公平性。因此，提升弱势群体在健康方面的可行能力对于维护社会公平进而增进社会整体福利水平至关重要。在影响健康可行能力的诸多因素中，排在第一位的是灾难性医疗卫生支出。根据世界卫生组织（WHO）的标准，如果一个家庭的医疗卫生支出在家庭可支配收入中的占比等于或大于40%就意味着该家庭发生了灾难性医疗卫生支出（WHO，2003）。但是不同群体在健康风险承受能力、医疗服务能力、医疗保障上存在明显的不均衡性，上述标准对于微观个体而言具有相对性（于新亮等，2017）[12]。作为贫困治理的主体，低收入群体和易返贫群体因灾难性医疗卫生支出而返贫的可能性更大。基于此，政府需要通过医疗保障为所有公民特别是低收入群体和易返贫群体提供一种社会保护机制，削弱灾难性医疗卫生支出的负面影响，从而保障其健康可行能力，巩固拓展脱贫攻坚成果，提升后脱贫时代相关政策与举措的实施成效。

二、家庭逻辑：提升可持续发展能力

提升可持续发展能力有助于提高家庭资本积累与社会地位，是增加家庭永久脱贫能力、防止家庭返贫的重点。目前在测评可持续发展能力对贫困的影响时，学者们多采用生计资本来衡量可持续发展能力。原英国国际发展署在研究可持续生计框架时最早使用了生计资本的概念。缺乏生计资本会导致生计可持续性不足，而治理贫困的根源是增加生计资本，进而提升生计可持续发展能力（左停等，2020）[13]。当下贫困家庭在资源、经济、政治等诸多方面依然处于弱势地位，生计资本不足，应对风险的能力弱，当遭遇风险冲击时更容易返贫或陷入贫困。医疗保险通过增加家庭经济资本、家庭健康资本、家庭社会资本来增加家庭生计资本的积累，增强家庭可持续发展能力，从而降低贫困发生率。首先，贫困家庭参加基本医疗保险，通过医保制度对医疗支出进行经济补偿，减少了家庭自付医疗支出，增加了家庭经济资本积累。其次，医疗保险可以显著提高贫困家庭的健康水平，进而提高贫困家庭的劳动供给水平，增加家庭健康资本积累。此外，医疗保险可以改善贫困家庭的弱势地位，进而降低其自卑等消极心理，增加其在生活和工作上的积极心理，增加家庭社会资本积累。从长远来看，医疗保险在家庭健康资本与家庭社会资本积累方面发挥的作用更加显著，更有利于增加贫困家庭的可持续发展能力[14]。

三、社会逻辑：提升公平性和可持续性

提升医疗保障的公平性和可持续性有助于缓解看病难看病贵的社会问题，是促进社会经济健康发展、防止因病返贫的应有之义。基于社会公平正义的视角，医疗保障制度旨在保证不同群体在相同健康需求情况下可以均等受益，尤其要保证低收入群体可以得到更大程度的医疗保障，进而实现实质上的健康公平。当前，我国医疗保障体系建设取得显著成效，但不同区域以及人群之间，医疗保障水平还存在一定差距。部分困难群众医疗保障仍需进一步夯实。与此同时，基于“全生命周期”健康服务理念，要求医疗保障制度为贫困群体提供健康服务，并提升健康服务效能。因此，构建医疗保障防返贫长效机制，化解因病返贫，有助于防止规模性返贫，有利于推进乡村振兴和实现共同富裕，成为新时期医疗保障反贫困的重要目标。

第三节　医疗保障防返贫长效机制

由于疾病发生的不确定性，居民因病致贫返贫还将长期存在。后脱贫时代既需要巩固和拓展脱贫攻坚成果，也需要对医疗保障防返贫长效机制进行更加系统的研究。

一、建立精准识别机制

后脱贫时代的医疗保障防返贫精准识别机制旨在早发现、早干预和早化解因病返贫致贫的风险，从而保证贫困群体获得及时有效的医疗保障。

（一）监测预警机制

首先，借助国家统一的医疗保障信息平台，健全相对贫困群体高额医疗费用负担监测预警机制。同时也鼓励有条件的地区将高额医疗费用负担监测对象扩大到所有参保者。有效发挥医疗卫生系统和医疗保障扶贫信息系统的实时信息共享功能，动态跟踪参保患者的个人费用负担、医疗保障待遇水平、医疗服务利用等情况，主动识别因病致贫返贫风险人群并及时推送相关风险信息。具体而言，采取自上而下以及直接交办的方式对因病返贫致贫信息进行监测。医保部门通过与乡村振兴等部门建立信息共享机制，对脱贫群体、监测对象、一般农户的个人年度累计自负费用超过一定金额的，采取推送核实研判，争取做到提前认定、识别、预防。

（二）精准识别方案

借助大数据技术和基层管理经验，实现贫困家庭的精准识别。民政部门持续推动健康大数据信息平台建设，并与医保、卫健、残联、教育等多部门的信息系统进行对接，通过对大数据分析发现疑似问题数据，从而支撑精准识别及精准退出工作，进而实现慢病服务、大病救治、重病兜底的追踪管理。针对贫困家庭，特别是边缘贫困家庭实施分类救助，充分利用智能技术更好地解决因病致贫返贫带来的支出型相对贫困问题。健康管理主管部门联合其他部门成立联席会议工作制度，不断完善因病致贫返贫识别方案。基层政府借助社区网格化管理方式，引进专业社工团队，提高入户走访效率，深入了解贫困群体的综合情况，主动解决精准识别的重点难点问题。

（三）建立纠错机制

后脱贫时代医疗保障防返贫也需要通过纠错机制避免由于识别不精准而带来的资源浪费。利用大数据技术对就医的全过程实施监测，规范诊疗服务行为，精准识别符合条件的对象，精准筛除不符合条件的对象和不合理的医疗费用开支，实现系统智能找人，主动纠错。因此，在继续保障贫困群体应保尽保，基本医保、大病保险、医疗救助等医疗保障帮扶政策应享尽享的同时，也建议政府加强对医院住院行为的管理和监测，并对贫困群体的医疗费用加大监管力度，以提升医保基金的使用效率，进而减轻财政投入压力和医保基金压力。

二、完善制度供给机制

后脱贫时代的医疗保障防返贫制度供给机制旨在保证贫困群体获得合理兜底的医疗保障。

（一）政策衔接与平稳过渡

由脱贫攻坚向防返贫和乡村振兴转向期间，应继续完善三重保障制度，有序衔接医疗保障政策，平稳过渡医疗保障待遇，有效防范因病返贫致贫风险，巩固医疗保障脱贫成果，促进健康乡村建设。具体来讲，一方面要提升医疗保障待遇的公平性，发挥其“正向”收入再分配作用。一是在家庭收入的基础上确定基本医保起付线标准，而不是以当地城镇居民人均可支配收入作为统一标准，进而保障贫困群体能够及时就医；二是整合补充医保与医疗救助制度，对不同收入群体进行差异化保障，提高扶贫基金使用效率。绝大多数低收入群体经过三重医保报销后的医疗负担大大减轻。2021 年 11 月，《国务院办公厅关于健全重特大疾病医疗保险和救助制度的意见》中提出：“做好重特大疾病医疗保障，是进一步减轻困难群众和大病患者医疗费用负担、防范因病致贫返贫、筑牢民生保障底线的重要举措……聚焦减轻困难群众重特大疾病医疗费用负担，建立健全防范和化解因病致贫返贫长效机制，强化基本医保、大病保险、医疗救助（以下统称三重制度）综合保障，实事求是确定困难群众医疗保障待遇标准，确保困难群众基本医疗有保障，不因罹患重特大疾病影响基本生活，同时避免过度保障。促进三重制度综合保障与慈善救助、商业健康保险等协同发展、有效衔接，构建政府主导、多方参与的多层次医疗保障体系。”因此，另一方面需要引导社会力量深入参与贫困治理，让其承担更多社会责任。鼓励慈善救助组织、医疗互助、商业健康保险的发展，与政府主导的医疗保障制度形成功能互补。

（二）倾斜性机制

在后脱贫时代，农村弱势群体呈现出较高的脆弱性水平，面临较高的返贫风险，因此需要重点关注这部分人群，继续加大对农村医疗保障的支持力度，增强农村医疗保障的可持续减贫防贫能力，巩固拓展脱贫攻坚成果。就农村居民整体来讲，包括提高城乡居民基本医疗保险的参保率，努力实现应保尽保；通过降低门诊和住院治疗的起付线、提高年度门诊和住院治疗的封顶线、提高合规医疗费用的报销比例等措施，有效提升农村医疗保障水平，扩大农村居民在医疗保障中的获益空间；适当扩大城乡居民基本医疗保险的保障范围，扩大报销目录范围，将医疗费用高、影响时间长、致贫风险高的慢特病、重病纳入医保报销范围。就农村弱势群体来讲，应按照“统一但有差别”的原则，对该群体实行有差别的、特惠性的、倾斜性的医疗保障措施。具体而言，在动态监测与精准识别的基础上，针对农村弱势群体，降低医保起付线，削减其医疗费用个人自付比例，提升医保报销比例，并将更多现代医疗检查诊疗技术纳入医保报销范围。基于医疗保障制度公平性和收入再分配功能，短期内持续向农村弱势群体倾斜医疗保障的保障力度，这有助于提升该群体医疗服务利用水平，增加其医疗保健机会，进而防范因病致贫、因病返贫现象发生。

三、健全服务管理机制

后脱贫时代的医疗保障防返贫制度服务管理机制旨在提升贫困群体

获得医疗服务的质量和效率，保证其能够公平可及地得到基本医疗服务。

（一）服务可及性

小病得不到及时治疗，拖成大病不得不住院治疗，增加了贫困群体的看病负担。究其原因，除经济因素外，最突出的影响因素是基层基本医疗服务的可及性不足，影响了早期的有效治疗。因此，要完善基层医疗服务设施建设，优化医疗服务供给的空间布局，提升基层基本医疗服务的可及性。2023年，中共中央办公厅、国务院办公厅印发的《关于进一步深化改革促进乡村医疗卫生体系健康发展的意见》中指出健全以县级医院为龙头、乡镇卫生院为枢纽、村卫生室为基础的乡村医疗卫生服务体系，推进县域内医疗卫生服务一体化。要实现这一目标，需要对基层医疗机构实行强激励政策，将更多的编制资源、人事资源、财政资源投向偏远地区、农村地区的基层医疗机构，缓解基层医疗机构人才短缺的现状。同时，积极践行习近平总书记在全国卫生与健康大会上关于“两个允许”的指示，允许医疗卫生机构突破现行事业单位工资调控水平，允许医疗服务收入扣除成本并按规定提取各项基金后主要用于人员奖励。重构基层医疗机构的激励机制，吸引高级别医院医生下沉到基层，促进居民基层就医。此外，还可以通过提供生活保障、偿还助学贷款、优化晋升渠道等倾斜性政策，鼓励医学院毕业生去基层医疗机构就业。

（二）提高门诊保障能力

加快调整和完善门诊统筹制度，将普通门诊费用也纳入报销范围，切实减轻患者尤其是低收入群体的就医负担。门诊统筹是在全体参保者范围内实现门诊共济保障，通过医保收入再分配功能的发挥以降低低收入群体在初始禀赋上的劣势，放松收入约束限制进而增加医疗服务利用，减少医疗费用支出，缓解贫困[15]。基于支出视角，门诊统筹将统筹基金支付范围进行拓展，将门诊常见病、慢特病、多发病等疾病的医疗费用均纳入医保统筹基金支付范围，使得门诊医疗服务价格下降，参保者门诊自付医疗费用降低，同时门诊费用增长幅度远小于住院费用下降幅度，从而整体医疗费用降低[16]。基于收入视角，门诊统筹缓解了个人对未来疾病风险的不确定性预期，并且激励个人在运动健身、营养摄入等方面进行更多投资，提升收入的创造能力和家庭长久的发展能力，进而降低贫困脆弱性[17]。

四、建立稳定可持续的医疗保障扶贫筹资机制

后脱贫时代的医疗保障防返贫制度筹资机制旨在确保医疗保障扶贫政策的长期可持续性，保证为贫困群体提供坚实的医疗保障。

（一）合理分责且动态调整的机制

后脱贫时代，我国需要继续完善医疗保障筹资机制，进而需要合理划分政府、个人、社会的缴费责任，且根据实际情况进行动态调整。为此，一是政府加大对健康扶贫的财政投入，可在中央和地方都建立专项健康扶贫基金，并按照标准化、规范化要求使用基金，提高基金使用效率。二是合理确定个人缴费费用。在精准识别贫困群体收支、医疗费用情况

的前提下，对不同贫困程度的居民分别采取减少或免除保费的方式减轻其医保缴费负担。但为了避免“道德风险”，需要在一定程度上强化参保者的费用意识。三是提高社会力量的补充作用，拓宽医疗保障基金的来源渠道。目前亟需激发扶贫相关行为主体的积极性，引导多元主体参与到医疗保障扶贫工作中来，构建多元化的医疗保障救助机制。积极推动社会慈善帮扶、商业健康医疗保险与三重医疗保障制度协同发展。引导并支持大病众筹平台健康发展，进而与大病社会救助平台相互补充。

（二）基金有效使用机制

保障后脱贫时代医疗保障防返贫制度的可持续性还需要提高基金的使用效率。医疗机构不规范的诊疗可能造成不合理的高额医疗费用支出，进而有可能使得贫困群体重新陷入贫困陷阱。因此，通过规范医疗机构的诊疗行为控制高额医疗费用至关重要。一方面，在提高贫困群体健康绩效的根本目标下医保管理部门需要重新构建定点医疗机构的激励机制，改变其固有的诊疗服务提供方式，严格控制医疗费用支出，争取避免过度医疗。医疗机构需为贫困群体采取更合理的诊疗方案，在提高救治效果的同时降低医疗资源消耗和医疗费用支出。也要结合因病致贫返贫的工作完成情况，向免费救治的医疗卫生机构提供定向基金支持。另一方面，需要持续优化医保支付方式，有效减轻贫困群体的看病负担。优化调整应在“大健康”的理念指导下进行，以医疗费用控制和医疗服务质量提升作为目标，科学设计支付方案，精细化管理医保支付。特别是在贫困地区，应率先打破按服务项目付费为主的医保支付局面，在总额预算控制下实行按病种付费为主、按床日和人头付费为辅的复合式医保支付方式，并渐进式扩大按病种付费的范围，逐步向按疾病诊断相关分组付费迈进[18]。此外，还可通过严格审核医疗救助对象资格、严格控制大病救助费用等节流方式，提升医疗保障基金的利用效率。

五、构建多元主体的协同机制

后脱贫时代的医疗保障防返贫制度协同机制旨在确保医疗保障扶贫政策协调沟通顺畅，进一步提高医疗保障扶贫效果。

（一）引导多元主体共同参与医疗保障扶贫

后脱贫时代我国医疗保障扶贫需要更多主体的共同参与和治理。政府做好整体谋划，发挥主导作用，提高应对返贫风险的前瞻性、洞察力和敏锐力，提升资源投放的效率。通过明确基层政府、财政部门、医保部门、民政部门、乡村振兴部门等相关部门的主体责任，使扶贫资源得到跨部门统筹和使用。辅之以部门间常态化对话、协调互动平台，构建互联互通的扶贫工作格局，进一步提升医疗保障扶贫效果。通过优化财税配套政策，提升政务服务水平，整合人力、技术、智库、资金等资源，促进慈善机构、公益团体及志愿组织等多元社会团体参与因病致贫返贫的治理，形成因病致贫返贫风险防控的协同效应，降低脱贫人口因病致贫返贫的风险，巩固脱贫攻坚的胜利果实。

（二）强调医保、医疗、公共卫生的协同作用

后脱贫时代我国医疗保障扶贫需要医保、医疗、公共卫生发挥协同

作用，从而增强贫困群体医疗服务可及性和自我保健能力，保障相对贫困群体不生病、少生病[19]。医保差异化报销、医保资金结余可留用等政策可用于医疗和公共卫生的健康扶贫过程中，引导贫困患者合理就医，鼓励大医院与贫困地区的医院成立医联体，提升贫困地区的就医可及性和医疗服务能力。通过“互联网+健康扶贫”，完善远程医疗系统，促进贫困地区医疗服务机构信息化建设，优化贫困群体的就医体验。倡导基层医疗机构为贫困群体提供公共卫生服务，并考虑将更多的服务项目纳入医保进行支付。公共卫生服务应重点关注贫困群体的健康风险预防情况，在对其进行健康教育的基础之上不断增强贫困群体的自我保护意识和疾病防治能力，切断“疾病—贫困”循环诱因，从而巩固拓展脱贫攻坚成果。

本章主要参考文献

[1] 中共中央　国务院关于做好二〇二二年全面推进乡村振兴重点工作的意见[M].北京：人民出版社，2022：8.

[2] World Health Organization. Health systems financing：the path to universal coverage[R].Geneva，2010.

[3] World Health Organization. Research for universal 43 health coverage[R].Geneva，2013.

[4] MASIYE F，CHITAH B M，Mcintyre D. From targeted exemptions to user fee abolition in health care：experience from rural Zambia[J].Social

Science & Medicine，2010，71（04）：743–750.

[5] HOU X H，CHAO S Y. Targeted or untargeted? The initial assessment of a targeted health insurance program for the poor in Georgia [J]. Health Policy，2011，102（2–3）：278–285.

[6] 鲍震宇，赵元凤. 农村居民医疗保险的反贫困效果研究——基于 PSM 的实证分析 [J]. 江西财经大学学报，2018（01）：90–105.

[7] 黄薇. 保险政策与中国式减贫：经验、困局与路径优化 [J]. 管理世界，2019，35（01）：135–150.

[8] 鲍震宇，王智广. “倾斜性”三重医保政策如何影响低收入人口医疗服务需求——兼论防止规模性因病返贫 [J]. 保险研究，2023（12）：97–111.

[9] 王瑞. 供需适配视角下消费帮扶的长效机制研究 [D]. 四川大学，2022.

[10] 何文炯. 基于共同富裕的医疗保障体系优化 [J]. 中国高校社会科学，2024（05）：56–66.

[11] 马泽乔，左停，赵泽宇. 统筹常规与非常规：农村脱贫人口医疗保障政策调整影响与优化方向 [J]. 中国行政管理，2023，39（11）：90–101.

[12] 于新亮、朱铭来、熊先军. 我国医疗保险保障公平性与精准化改进研究——基于灾难性卫生支出界定、细分与福利评价 [J]. 保险研究，2017（03）：114–127.

[13] 左停，赵梦媛，苏青松. 聚焦贫困预防：基于贫困边缘人群和新生贫困人群的对策研究 [J]. 贵州社会科学，2020（09）：147–154.

[14] 高树棠，陶玉玲 . 城乡居民医保整合对农村家庭的减贫长效作用 [J]. 中国沙漠，2024，44 (02)：220–230.
[15] 陈薇，张心洁 . 门诊统筹能缓解老年人的相对贫困吗？——基于 CLHLS 的微观经验证据 [J]. 南方人口，2024，39 (05)：13–29.
[16] 朱凤梅，张小娟，郝春鹏 . 门诊保障制度改革："以门诊换住院"的政策效应分析——基于中国职工医保抽样数据的实证检验 [J]. 保险研究，2021 (01)：73–90.
[17] Townsend P. The meaning of poverty [J]. The British Journal of Sociology，1962，13 (3)：210–227.
[18] 任雪娇，马池春 . 制度化扶贫：多层次医保助推贫困治理的长效机制——基于共同富裕道路的探索 [J]. 山西农业大学学报（社会科学版），2022，21 (02)：67–74.
[19] 董波，李寒旋，邢怡青，等 . 新形势下医保扶贫高质量发展：机制、困境与路径 [J]. 卫生经济研究，2023，40 (01)：14–17.